KAREN GLISTRUP

Was ist bloß mit Mama los?

Wenn Eltern in seelische Krisen geraten

Mit Kindern über Angst, Depression, Stress und Trauma sprechen

Mit einem Vorwort von Jesper Juul

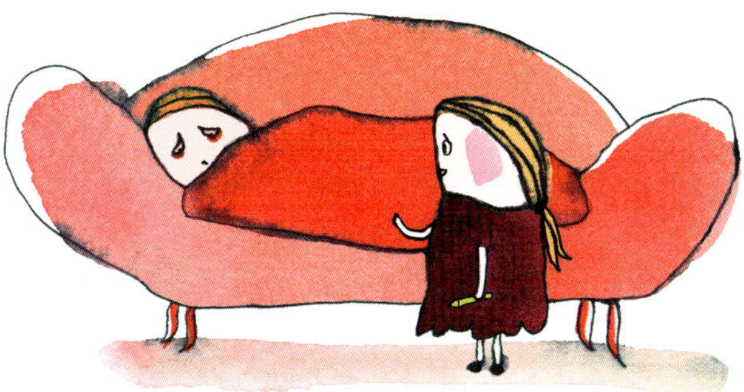

Aus dem Dänischen von Knut Krüger

KÖSEL

Zur Benutzung dieses Buches

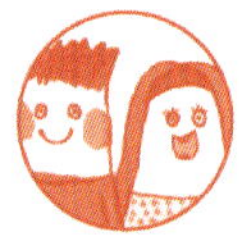

Manche Texte richten sich vor allem an Kinder.
Hier erfahrt ihr ein wenig über das Gehirn und die Psyche.
Und über Gedanken und Erlebnisse von Kindern
in Zusammenhang mit psychisch belasteten Erwachsenen.

Andere Texte sind für Erwachsene geschrieben.
Ältere Kinder möchten vielleicht mitlesen.
Hier geht es unter anderem darum, warum es so wichtig ist,
mit Kindern und Erwachsenen über Ängste, Depressionen,
Stress und Traumata zu sprechen.
Und davon, *wie* wir das tun können.

Inhalt

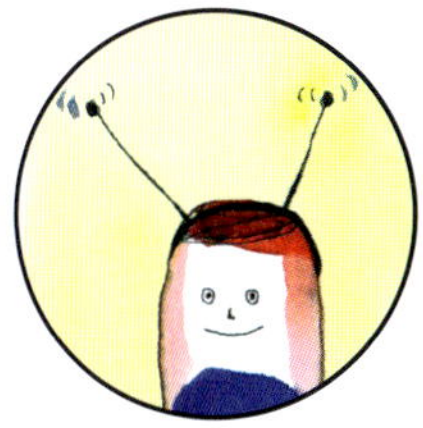
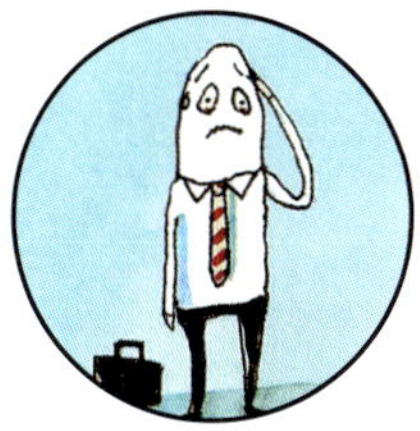
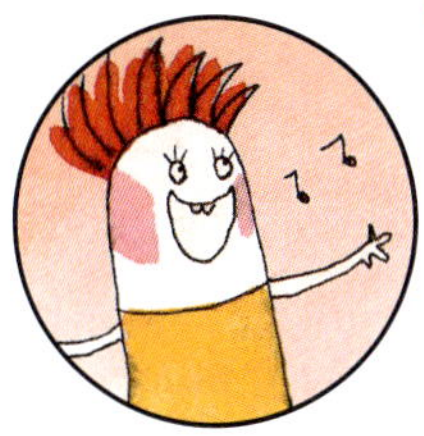
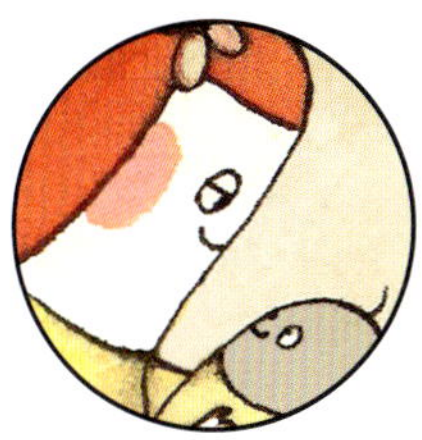
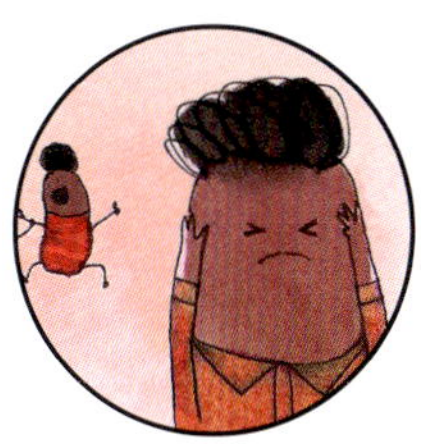
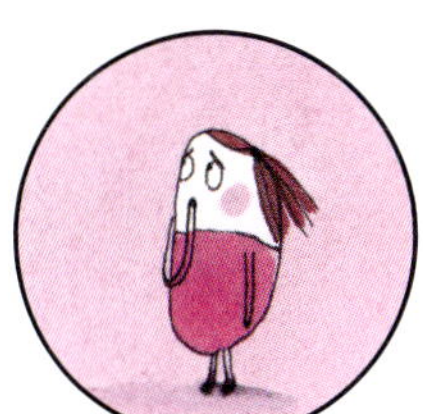

Ängste und Depressionen
Stress und Traumata
Seele und Psyche

Was sind das für Dinge?

Vorwort von Jesper Juul

Die allermeisten Eltern versuchen ihre Kinder instinktiv vor Erlebnissen zu schützen, die emotionalen Schmerz, Besorgnis, Trauer und durchwachte Nächte zur Folge haben. Es ist eine fürsorgliche, von Herzen kommende Reaktion, der es jedoch an Weisheit – in diesem Fall einer banalen Lebensweisheit – fehlt. Eine der wichtigsten Erklärungen für diesen Umstand besteht darin, dass so viele Eltern und Großeltern mit großen Leiden und Entbehrungen aufwuchsen, die niemand mit ihnen teilen wollte und die sie daher ihren eigenen Kindern ersparen wollen. Weniger den Schmerz oder die schmerzvolle Realität, als die Einsamkeit.

Es ist ein Zeichen der Zeit, dass Kinder, Jugendliche und Erwachsene gleichermaßen versuchen, sich selbst und anderen Schmerz zu ersparen, und dass die Fähigkeit, diesem zu begegnen, sich erst entwickelt, wenn die Familie von unvorhergesehenen Ereignissen wie lebensbedrohlichen Krankheiten, psychischen Leiden, Unglücken, Kränkungen und Todesfällen betroffen wird.

Wie Karen Glistrup in ihren Büchern so eindringlich beschreibt, können wir Kinder nicht davor bewahren, die Krankheiten und den Schmerz Erwachsener zu erleben, doch können wir ihnen zur Verfügung stehen, damit sie nicht einsam sein müssen. Mit ihrem Buch stellen uns die Autorin sowie die Illustratorin Pia Olsen sowohl ihre Kreativität als auch ihre Einsichten und Erfahrungen zur Verfügung – zum Wohle von Erwachsenen und ihren Kindern. Womit dieses Buch eine neue Tradition begründet, für die es in vielen unserer Ursprungsfamilien kein Vorbild gab. Eine Tradition, in der die Gemeinschaft zwischen Kindern und Eltern wachsen kann, statt es dem Schmerz, den Geheimnissen und Sorgen zu erlauben, uns alle unserer Energie und Vitalität zu berauben. Es geht also nicht nur darum, was für Kinder eventuell gesund oder schädlich ist, sondern darum, eine Gemeinschaft zu bereichern – vor allem die Gemeinschaften, die unsere Kinder selbst gründen werden, wenn sie erwachsen sind.

Dieses Buch handelt auch von all den anderen Gefühlen, die Menschen erleben und zum Ausdruck bringen – Freude, Glück, Überraschung, Enttäuschung, Wut etc. Leider haben wir es uns in unserer europäischen Kultur angewöhnt, diese Gefühle in »positive« und negative« zu unterteilen, und so ist es gleichermaßen ein Zeichen der Zeit wie eine Illusion anzunehmen, dass es uns allen besser ginge, wenn wir nur »positive« Gefühle hätten. Denn so einfach ist es nicht.

Kinder haben ein ausgeprägtes Bedürfnis, dass sowohl ihre Eltern als auch andere Erwachsene keinen Hehl aus ihren Gefühlen und Gedanken machen und auch mit ihnen darüber reden. Sie müssen ganz einfach erleben, dass Gefühle okay sind und es jede wichtige Gemeinschaft stärkt, sie zum Ausdruck zu bringen – mit Mimik, Tränen, Sprache, Jubel und Zorn. Auch Trost ist wichtig, doch trösten wir am besten, wenn wir einem Kind in der Realität, wie sie eben ist, nahe sind und zur Seite stehen. Gerne auch im Stillen, wenn unser ruhiger Atem unsere Gefühle durch den Körper strömen lässt. Für Kinder ist diese wortlose Sprache oft der größte Trost.

Für viele Kinder sind die Gefühle eines Erwachsenen ein wichtiger Katalysator für ihre eigenen, und manche Kinder richten all ihre Aufmerksamkeit auf dessen Bedürfnisse und vernachlässigen ihre eigenen. Nehmen Sie die Fürsorge des Kindes an und ergründen Sie behutsam seine eigenen Gefühle. So entwickeln beide, Kinder wie Erwachsene, ihr Gefühlsregister und ihre Empathie. Diese kritischen Phasen im Leben eines Kindes sollten weder ignoriert noch relativiert oder einem Therapeuten anvertraut werden. Letzteres kann notwendig sein, wenn Eltern oder andere Bezugspersonen nicht dazu in der Lage sind, doch ist es für beide Seiten das Beste, die Eltern eine Zeit lang in Gegenwart des Kindes anzuleiten. Der Umgang mit großen Gefühlen – entstehen sie nun bei einer Scheidung, bei ernsten und chronischen Krankheiten, Todesfällen oder Verliebtheit – ist kein Spezialgebiet von Psychologen und Therapeuten. Er ist hingegen ein wichtiger Bestandteil des Lebens in der Familie, und jede neue Generation hat die Chance, ihn konstruktiv zu gestalten.

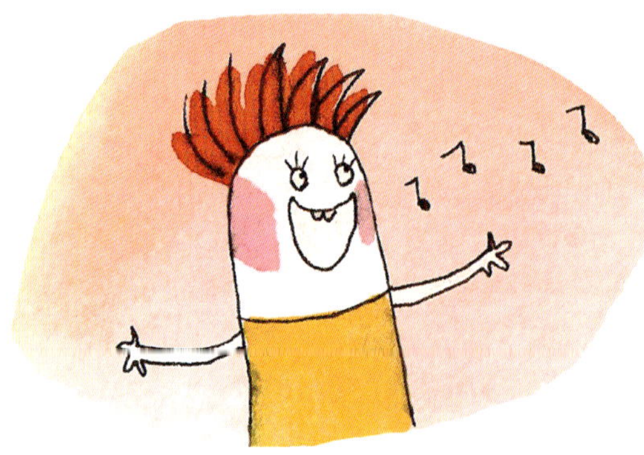

Vorwort von Kronprinzessin Mary von Dänemark

Ab und zu werden wir krank. Meistens betrifft es den Körper, aber auch unsere Seele kann krank werden. Dann sprechen wir von einer psychischen Erkrankung.

Wer unter einer psychischen Erkrankung leidet, ist nicht ganz er selbst. Zugleich fällt es anderen Menschen oft schwer, die Ursachen solch einer Erkrankung zu verstehen. Das gilt insbesondere für Kinder, wenn ein Erwachsener, der ihnen am Herzen liegt, krank ist. Warum weint Mama so viel? Warum kommt Papa morgens nicht aus dem Bett? Manche Kinder reden sich ein, dies sei ihre Schuld.

Ängste und Depressionen gehören zu den häufigsten psychischen Krankheiten auf der Welt. Sowohl in Dänemark als auch in meinem Heimatland Australien kennt man Krankheiten, die gleichermaßen den Kranken wie seine Familie belasten. Jede vierte bis fünfte Familie ist davon betroffen. Alle Kinder kennen jemand in ihrem persönlichen Umfeld, auf den dies zutrifft. Deshalb ist es für uns alle – auch für Kinder – wichtig, mehr über psychische Erkrankungen zu erfahren.

Kriege, Naturkatastrophen oder das Leben als Flüchtling können der menschlichen Psyche ebenfalls großen Schaden zufügen. Dann spricht man von einem Trauma. Auch Traumata sind für Kinder schwer zu begreifen.

Das Buch *Was ist bloß mit Mama los ...* ist gut und hilfreich. Worte und Bilder erzählen von dem, was so schwer zu erklären ist. Sie erzählen davon, was wir tun können, damit unsere Seele gesund bleibt. Das Buch hilft uns dabei, von unseren Gedanken und Gefühlen zu sprechen. Denn das ist gesund für Erwachsene und Kinder.

Die dänische Kronprinzessin Mary ist Schirmherrin des Psychiatrie-Fonds und Landesvereins SIND.

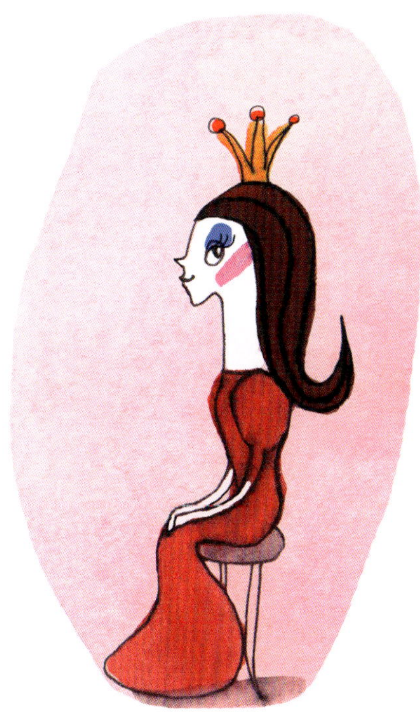

Herzlich willkommen!

Menschen haben ganz verschiedene Stimmungsschwankungen.
Doch manchmal befindet sich unsere Laune allzu lange im Keller.
Woran liegt das bloß?

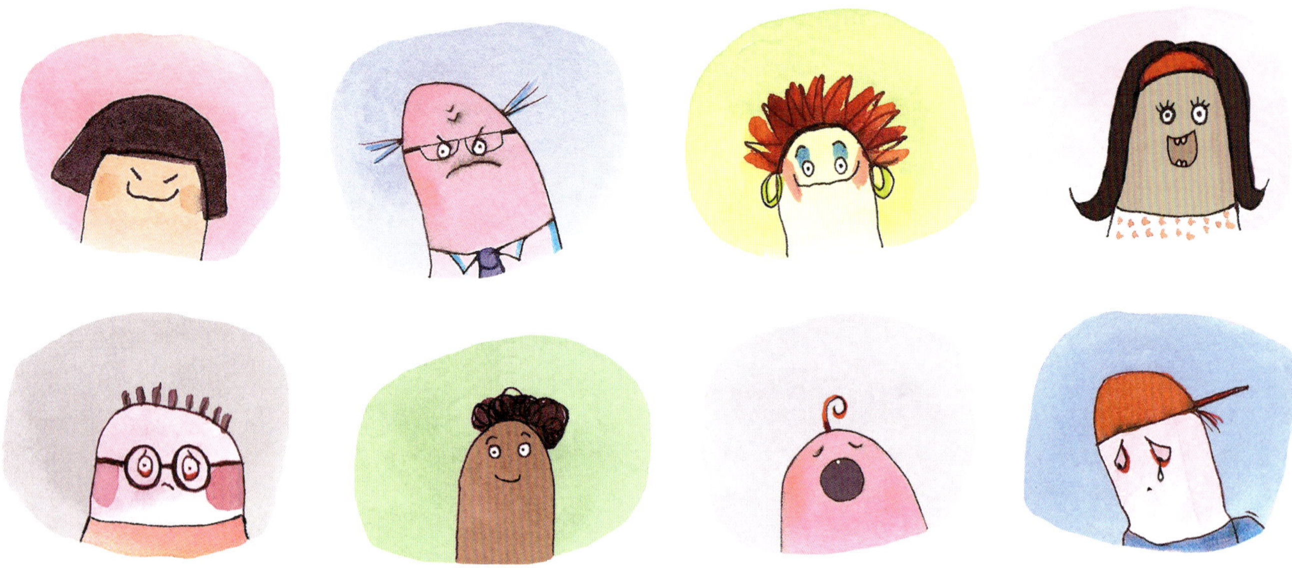

In diesem Buch soll es um die möglichen Gründe
für so ein anhaltendes Stimmungstief gehen.
Also darum, dass es Erwachsenen manchmal sehr schlecht geht,
ohne dass man die Ursachen dafür verstehen kann.

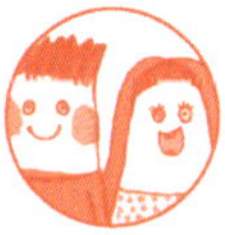

Kinder sind klug

Ja, Kinder sind klug. Und sie verstehen viel.
Sie spüren, wenn jemand betrübt ist.
Und sie sehen Menschen an, ob sie froh oder zornig sind.

Manchmal ist es aber auch schwierig, die Erwachsenen zu verstehen. Wenn diese selten richtig froh sind. Oder wenn sie wegen einer Kleinigkeit zu schreien anfangen.

Was ist da nicht in Ordnung?

Manchmal wirkt es so, als gäbe es ein ernstes Problem. Doch niemand sagt etwas. Oder jemand sagt: »Erwachsene reden eben so!«
Kinder, die so etwas erleben, werden leicht unsicher. Sie denken: *Hat das was mit MIR zu tun?*
Oder: *Hab ICH etwas falsch gemacht?*
Es ist schlimm, wenn sich Kinder mit solchen Gedanken herumschlagen müssen. Dabei haben die Kinder meist keine Ahnung von den wirklichen Ursachen.

Wenn ein Mensch sehr müde oder fast nie richtig froh ist, dann handelt es sich vielleicht um eine Krankheit. Eine Krankheit, die dafür sorgt, dass man schlechte Laune bekommt. Von solchen Krankheiten handelt dieses Buch.

Erwachsene können viel lernen

Vor nur fünfzig Jahren glaubte man, dass Kinder »leer« geboren werden. Den Inhalt sollten die Erwachsenen hinzufügen. Ja, man glaubte sogar, dass Kinder einzig und allein durch die Erziehung »geformt« würden. Erst zu einem späteren Zeitpunkt würden Kinder die Fähigkeit zu eigener Einsicht erlangen.

Heute wissen wir, dass Kinder mit einem Gehirn auf die Welt kommen, das im Großen und Ganzen bereits über alle Funktionen verfügt, die es braucht, um Kontakte zu knüpfen und lebenswichtige Erfahrungen zu sammeln.

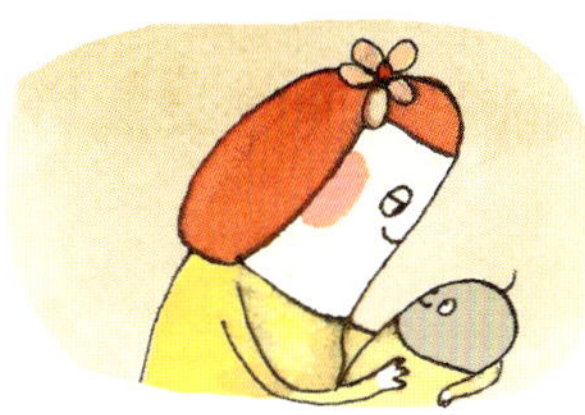

Sinneswahrnehmung und Kommunikation sind Kernkompetenzen, die kleine Kinder schon mit auf die Welt bringen. Säuglinge lehren uns, ganz in der Gegenwart zu sein. Ältere Kinder und Jugendliche sind bereits »angefüllt« mit den Erfahrungen, die ihnen das Leben beschert hat.
Wir müssen uns darüber im Klaren sein, dass sie weiterhin unsere Nähe und unseren Respekt dafür brauchen, dass sie empfindsame und denkende Menschen sind.
Wir müssen die Realität der Kinder erkennen und mit ihnen über das reden, was sie erleben.
Dadurch stärken wir ihr Vertrauen in die eigene Wahrnehmung und in uns Erwachsene.
Und verhelfen ihnen langfristig dazu, sich selbst positiv wahrzunehmen.

Hier sind ein paar Erwachsene, denen es schlecht geht

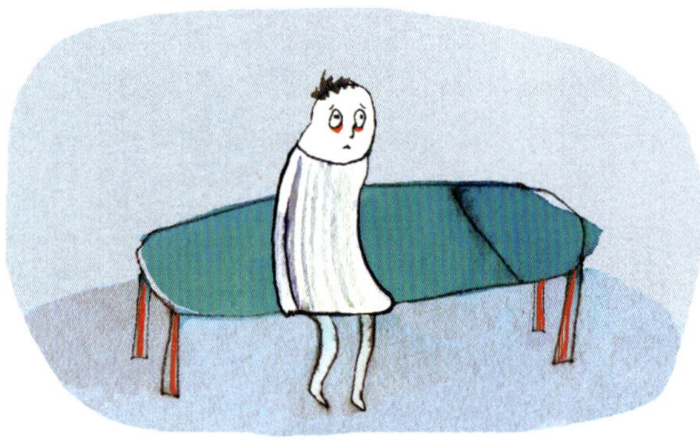

Thomas kann nachts nicht schlafen.
Seine Gedanken kreisen ständig um das,
was nicht gut läuft.
Das hält ihn wach, obwohl er so müde ist.

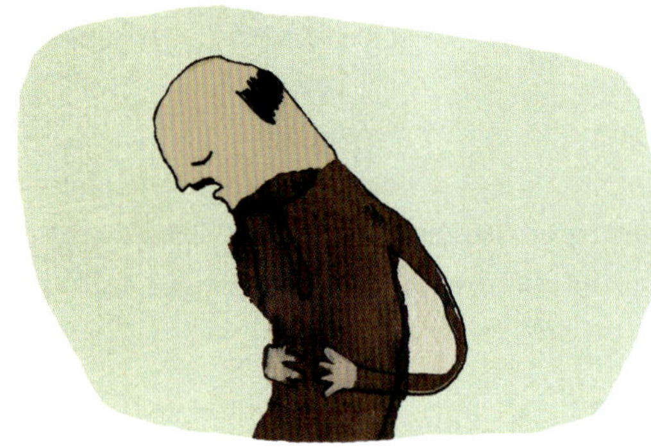

Christoph hat Bauchschmerzen und
keinen Appetit.

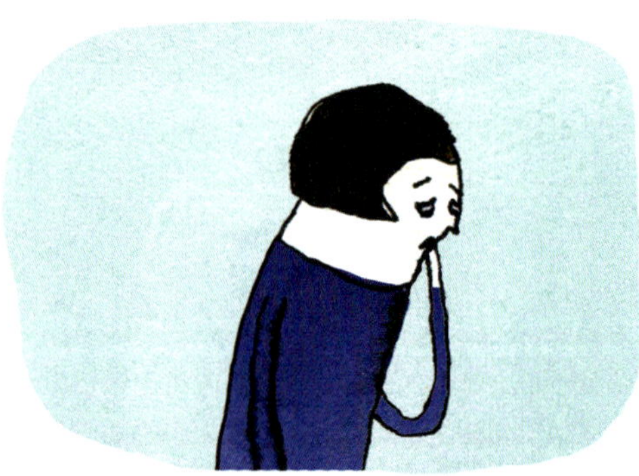

Anja sagt jeden Tag: *»Ich bin zu gar nichts nütze ...*
Ich bin eine schlechte Mutter!«
Der Arzt sagt, dass Thomas, Christoph und
Anja unter einer Krankheit leiden,
die DEPRESSION heißt.

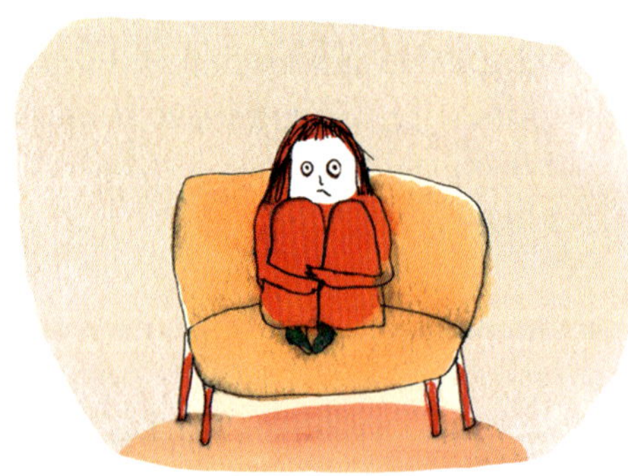

Susanne sitzt einfach da und hat Angst.
Dabei gibt es eigentlich nichts,
wovor sie Angst haben müsste.
Doch ihre Gedanken – DIE sind ganz sicher,
dass alles gefährlich ist.
Der Arzt sagt, dass Susanne unter einer Krankheit
leidet, die ANGST heißt.

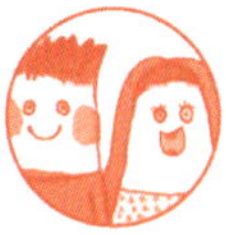

Was sind Angst und Depression?

Angst und Depression sind zwei weit verbreitete psychische Krankheiten.
Angst und Depression sorgen für Unruhe und ein Ungleichgewicht in den Gedanken und Gefühlen. Es passiert im Gehirn, doch man spürt es auch im Körper.
Vielleicht verhält man sich anders als sonst, was die Menschen, mit denen man zusammen ist, spüren. Doch viele können ihre Unruhe sehr gut verbergen.

Wer ANGST hat, dem geht es vielleicht so:

- Man fühlt sich unwohl und unruhig.
- Das Herz schlägt heftig.
- Man schwitzt.
- Man hat verspannte Muskeln und kann sich nicht entspannen.
- Man hat das Gefühl, keine Luft zu bekommen.
- Man atmet so heftig und stoßweise, als würde man gerade zum ersten Mal mit dem Fallschirm abspringen.
- Man hat vor den seltsamsten Dingen Angst.

Die Angst kommt und geht. Also weiß man nie, was einen erwartet.

Wie viele Personen sind betroffen?

Eine große Studie von Professor Frank Jacobi und anderen zeigt, dass etwa die Hälfte aller Menschen in Deutschland im Lauf ihres Lebens einmal seelisch erkranken.
Die Universität Dresden stellte in einer anderen umfassenden Untersuchung fest, dass 4 von 10 Europäern und Europäerinnen an psychischen Problemen leiden. Psychische Erkrankungen werden zu einem schwerwiegenden Gesundheitsthema in Europa – ja, in der ganzen Welt.
Die WHO schätzt, dass 121 Millionen Menschen weltweit von Depressionen betroffen sind.
Die Grenze zwischen einer Veranlagung und tatsächlicher Krankheit ist fließend. Viele Menschen, die psychisch erkrankt sind, nehmen keine Medikamente. Daher ist es schwierig, die Verbreitung psychischer Leiden exakt zu bestimmen.
Dieses Buch handelt vor allem von Ängsten und Depressionen. Viele Symptome und Schwierigkeiten, die sowohl bei den Betroffenen als auch ihren Familien vorkommen, treten jedoch auch bei anderen psychischen Leiden auf. Oft ist Stress der Auslöser für Ängste und Depressionen. Den Zahlen der Krankenkassen und der Bundesanstalt für Arbeitsschutz und Arbeitsmedizin zufolge können täglich 150 000 Menschen in Deutschland wegen Stress bedingten Erkrankungen ihrer Arbeit nicht nachgehen. Ein Drittel der erwerbstätigen Bevölkerung ist zwar noch arbeitsfähig, leidet aber bereits merklich unter dem starken Stress und hat Schlafprobleme oder fühlt sich erschöpft.

Ängste und Depressionen werden trotz ihrer großen Verbreitung noch immer als sehr private Leiden betrachtet. Viele bekommen nicht die notwendige Behandlung, weil sie sich scheuen, zum Arzt zu gehen.

»Ich habe seit Jahren Ängste.
Doch habe ich lange Zeit niemand davon erzählt.
Wahrscheinlich aus Angst, was andere von mir denken würden.
Mir war das immer peinlich.
Meine Ängste zu verbergen hat mich unheimlich viel Kraft gekostet.«

Konstanze hat eine schwere Depression

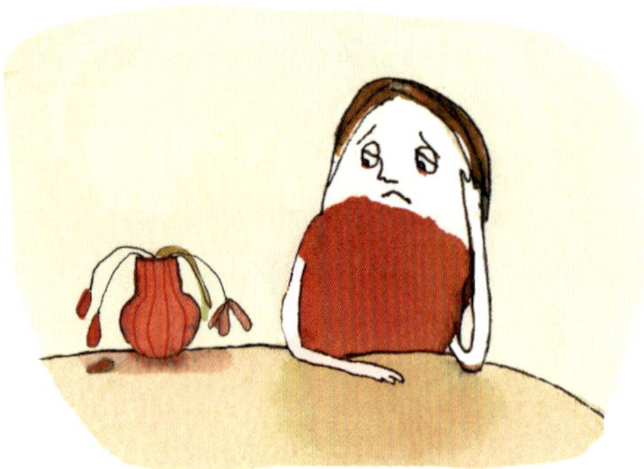

Wenn Konstanze depressiv ist, hat sie das Gefühl,
dass ihr Gehirn so traurig ist
wie ein Strauß verwelkter Tulpen.

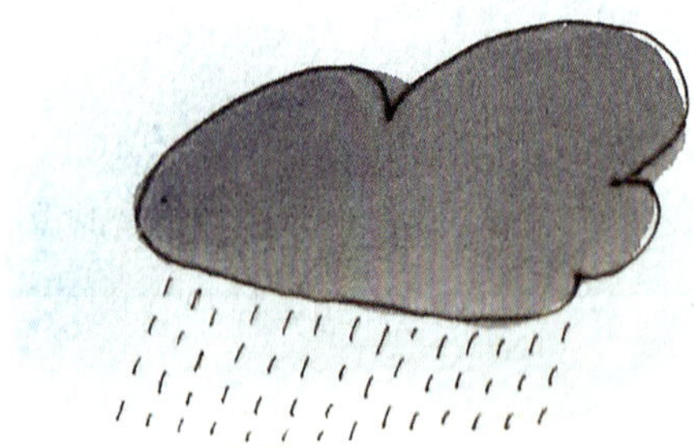

Obwohl die Sonne scheint und
sie ihre wunderbaren Kinder liebt,
fühlt sie sich innerlich wie an einem trüben Tag
mit dunklen Wolken und Regen.

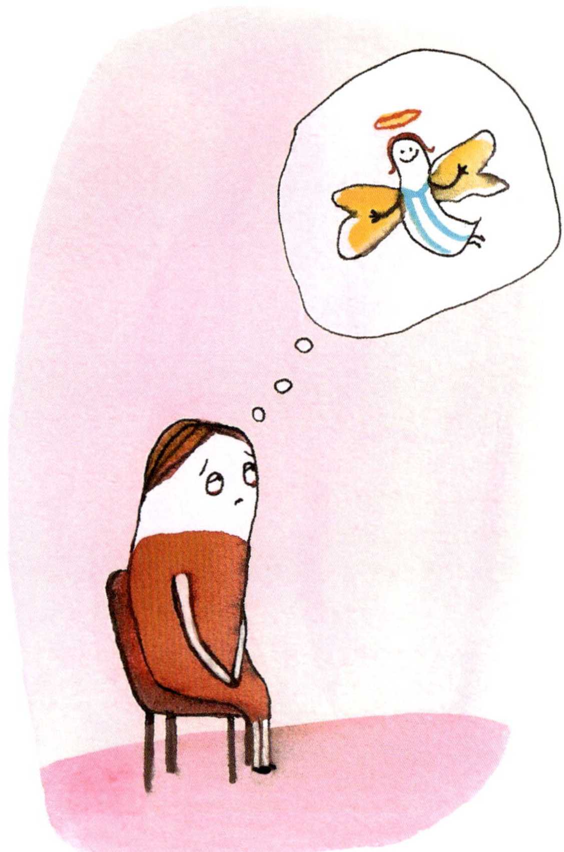

An manchen Tagen denkt sie,
es wäre fast besser,
ein Engel im Himmel zu sein.

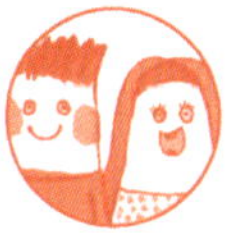

Eine Depression

kann sich so anfühlen, als wäre man ganz allein auf der Welt oder als wäre der eigene Geburtstag abgesagt worden.

Man ist traurig und müde.

- Man ist unruhig und kann sich nicht konzentrieren.
- Man hat Schmerzen, obwohl der Körper nicht krank ist.
- Man kann keinen Lärm ertragen.
- Man ist ungeduldig und reizbar.
- Man kann nicht schlafen oder man schläft viel zu viel.
- Man hat keinen Appetit oder man isst viel zu viel.
- Man kann nicht allein sein.
- Man denkt: »*Ich bin eine schlechte Mutter/ ein schlechter Vater! Ich bin nichts wert.*« Oder: »*Es ist meine Schuld, dass alles schiefgeht!*«

Es gibt eigentlich keinen Grund für all das. Dennoch empfindet man es so. Man ist nicht ganz »man selbst«.

Manchmal bekommt ein Mensch, der unter Ängsten oder Depressionen leidet, eine PSYCHOSE. Dann kann man wirklich davon sprechen, dass der Betroffene nicht mehr »er selbst« ist. Denn mit einer Psychose hat man die seltsamsten Erlebnisse. Als würde man träumen, obwohl man wach ist. Das ist für den Betroffenen selbst, aber auch für andere erschreckend. Als würde man mit jemand, den man gut kennt, keinen Kontakt bekommen.

Leben mit einer Depression

Eine Depression beeinträchtigt die Lebensqualität eines Menschen in ihrem Kern. Genuss und Lebensfreude sind reduziert oder scheinen unerreichbar zu sein. Die ansteckende Wirkung, die ein Lächeln haben kann, bleibt aus. Die Wirklichkeit fühlt sich unwirklich an. Die Gedanken drehen sich im Kreis.
Man kann sich leer und ziemlich wertlos fühlen. Es fällt schwer, mit anderen Menschen in Kontakt zu treten, weil man sich enorm zusammennehmen muss, um nicht zu zeigen, wie elend man sich fühlt.

Eine Depression kann jeden treffen, unabhängig vom sozialen oder beruflichen Hintergrund.

»Manchmal werde ich so sehr von meinen eigenen Gefühlen überwältigt, dass ich einfach niemanden sehen will.«

Tanja, Erzieherin in einem Kindergarten

»Ich bin überempfindlich gegenüber jeder Art von Geräuschen geworden. Wenn die Kinder von der Schule heimkommen, muss ich das Haus verlassen. Schon ihr normales Spielen ist für mich unerträglich.«

Stefan, Ingenieur

»Wie oft schon konnten wir nicht an Veranstaltungen in der Schule oder im Kindergarten teilnehmen. Manchmal fühle ich mich von einem auf den anderen Moment furchtbar elend. Dann bin ich nicht in der Lage, anderen Menschen zu begegnen – und habe ein SO schlechtes Gewissen deswegen.«

Anne, Sozialarbeiterin

Unruhe im Gehirn

Auch so kann es sein, wenn man krank ist

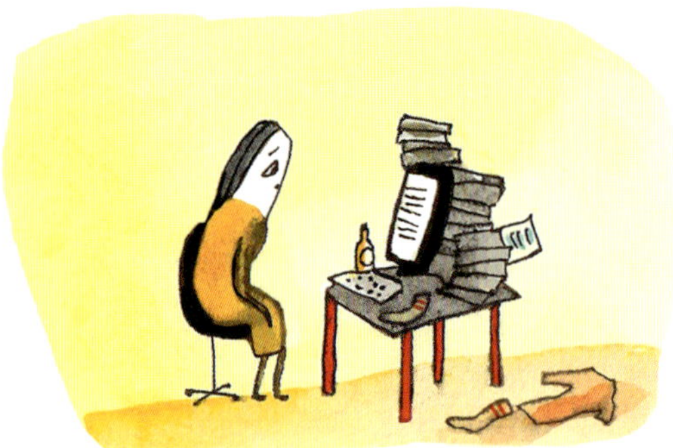

Das ist Anja.
Sie kann sich zu nichts aufraffen.
Sie sitzt die ganze Zeit vor ihrem Computer.
Um sie herum herrscht das reinste Chaos – puh!

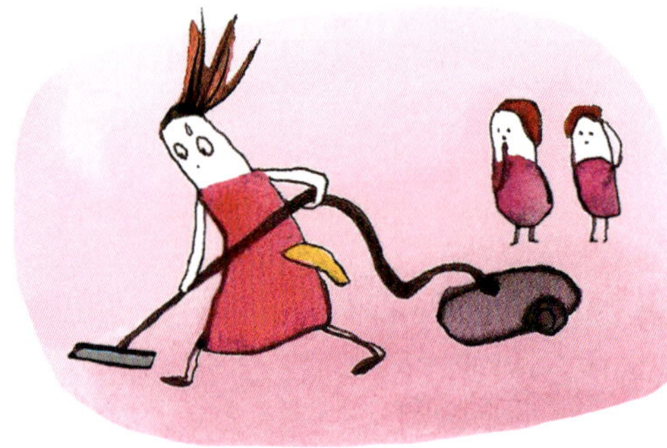

Bei anderen ist das Gegenteil der Fall.
Caroline kann einfach nicht stillsitzen.
Alles muss immer perfekt sein,
damit sie sich wohlfühlt.

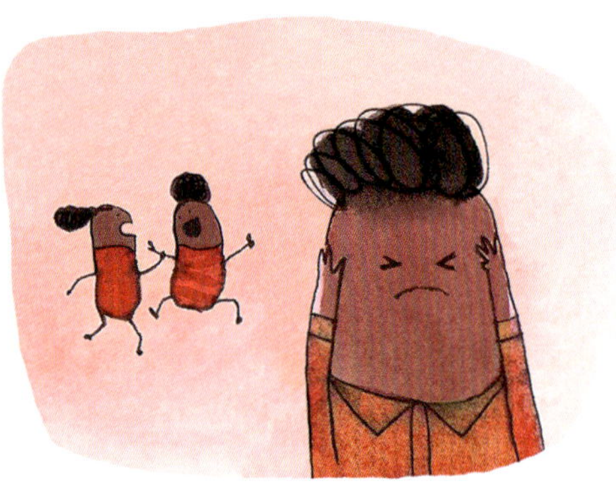

»Es kommt mir so vor, als hätte ich eine Horde
wilder Tiere in meinem Kopf!«, sagt Mobuto.
Er erträgt keinen Lärm.
Und schon gar nicht, wenn es Kinder sind,
die Krach machen.

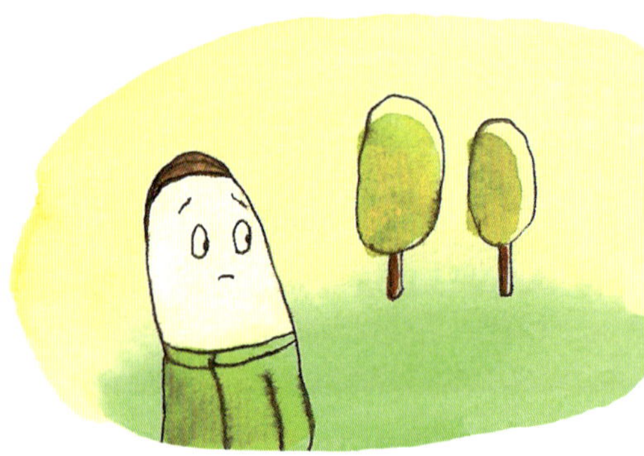

Louis hat das Gefühl,
dass ihn jemand verfolgt.
Aber das stimmt nicht.
Das bildet er sich nur ein.

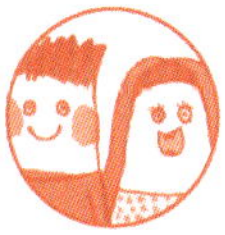

Ist das so, als ob man geisteskrank wäre?

»Liebe Kinder haben viele Namen«, heißt es. Früher sagte man: »Diese Frau ist geisteskrank«, wenn sie unter einer psychischen Krankheit litt. Heute ist »geisteskrank« ein Schimpfwort geworden. Dabei bedeutet das Wort »geisteskrank« doch nichts anderes, als dass der Geist krank ist. Heutzutage spricht man gern von einer psychischen Störung oder einer psychischen Erkrankung, was dasselbe ist.

Was aber ist die Psyche?

Die Psyche ist das, was wir tief in uns drin sind:

- hinter den Gefühlen,
- hinter den Gedanken,
- hinter dem, was andere erkennen können.

Auf unsere Psyche müssen wir achtgeben

Die Psyche ist unser Zuhause, das wir immer bei uns tragen. Stress, Ängste und Depressionen bewirken, dass man bei sich »nicht mehr zu Hause« ist.
Viele Erwachsene, die Stress gewohnt sind, haben herausgefunden, dass es ihrer Psyche guttut, wenn sie ihr Gehirn einmal am Tag von allen Gedanken leeren. Wenn sie versuchen, nur ihren Atem zu spüren und der Stille zu lauschen. Man kann das auch als innere Ruhe bezeichnen.
Auf S. 56 ist eine Übung, die ihr ausprobieren könnt. Es tut nämlich auch Kindern gut, ab und zu ganz bei sich »zu Hause« zu sein.

Wie soll man es nennen?

Viele vermeiden Wörter, die andere beunruhigen könnten. Vielleicht sagen sie: »Marianne geht es nicht so gut.« Oder: »Mein Vater ist sehr müde.« Oder auch nur: »Ich habe Kopfschmerzen.«
Das alles sind allgemeine Zustände, die für jeden Menschen völlig normal sind. Zumindest wenn sie nur hin und wieder auftreten. Wer an einer psychischen Krankheit leidet, für den sind solche Zustände die Regel.
Es ist vernünftig und verantwortungsvoll, Kindern unnötige Sorgen zu ersparen. Doch gerade die vage Ausdrucksweise vieler Erwachsener sowie das Reden »um den heißen Brei« löst bei Kindern oft Besorgnis aus. Weil diese Sprache für sie keinen Sinn ergibt.
Gesunde Kinder haben ein feines Gespür dafür, wenn mehr hinter einer Sache steckt, als gesagt wird. Deshalb versuchen sie, sich einen eigenen Reim darauf zu machen, worum es in Wahrheit geht.

Wir können durchaus die richtigen Wörter benutzen: Angst, Depression, Psychose, psychische Krankheit etc. Diese Wörter sollten uns nicht schwerer über die Lippen kommen als beispielsweise Scheidung, Fahrradhelm oder Theateraufführung.
Wir müssen uns nur Mühe geben, sorgsam zu erklären, was diese Wörter bedeuten. Man muss sie in einen Kontext setzen, den Kinder begreifen können.

Machen Sie diese Erklärungen daher nicht zu kompliziert. Seien Sie offen für die Gedanken, die sich das Kind macht, und verdeutlichen Sie, dass eine psychische Erkrankung nicht von Dauer sein muss.

Kennst du einen Erwachsenen, der fast immer traurig und müde ist?

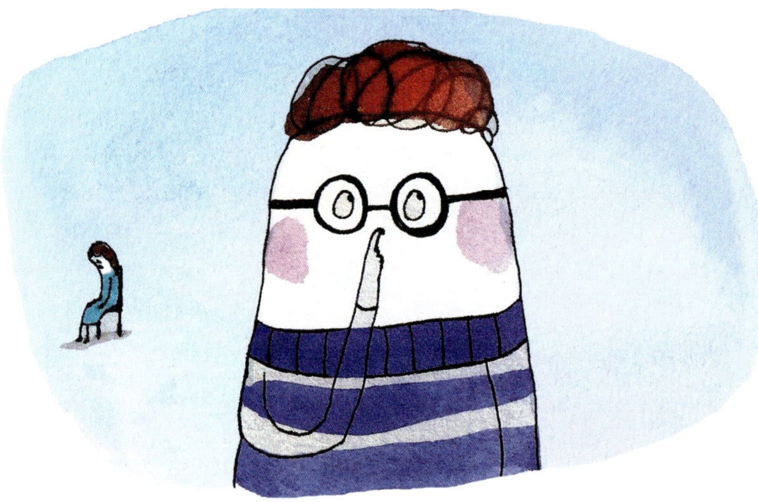

Dieser Junge hier kennt so jemand.
Er heißt Jonas.
Seine Mutter weint viel und muss sich die ganze Zeit ausruhen.
Oft schimpft sie auch mit ihm. Viel zu oft.
Jonas wusste nicht, warum das so war. Er glaubte, etwas verkehrt gemacht zu haben.
Und manchmal dachte er, seine Mutter könne ihn nicht leiden ... Dann wurde er so traurig, dass er auf sein Zimmer ging und in sein Kopfkissen weinte.

Jetzt weiß er, dass seine Mutter eine Krankheit in ihrem Gehirn hat. DIE sorgt dafür, dass es ihr so schlecht geht. Er weiß auch, dass er Mamas und Papas ALLERGRÖSSTER SCHATZ ist!
Und er weiß, dass es überhaupt NICHT SEINE SCHULD ist!

Wer hat denn Schuld?

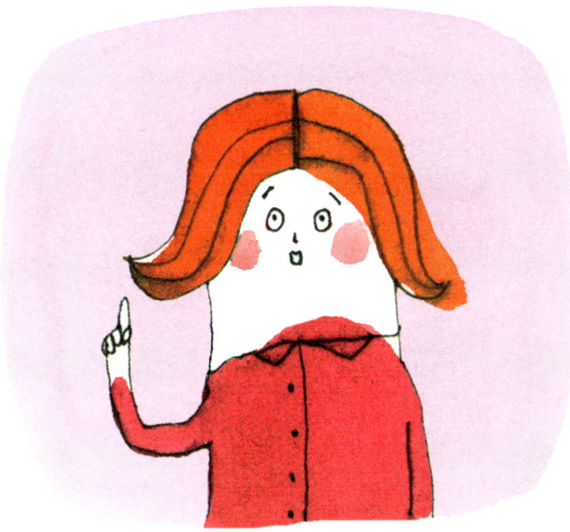

»Ist es meine Schuld?«,
fragt dieses Mädchen.
»Nein, auch du hast keine Schuld!«,
sagen wir zu ihr.

Jeder fühlt sich schuldig

Psychische Erkrankungen führen oft dazu, dass man von seinen Gefühlen überwältigt wird. Sie laufen förmlich über oder wirbeln im Kreis herum, sodass die Menschen, die uns am nächsten sind, sie »einsammeln« müssen.
So stellt schließlich jeder fest, dass er schwere Gefühle mit sich herumträgt wie Ohnmacht, Unzulänglichkeit und Schuldgefühle.
Meist versucht man, sich von dem Unbehagen zu befreien, indem man die Gefühle sozusagen »exportiert«. Indem man andere kritisiert oder ihnen Vorwürfe macht. Das geschieht weitgehend unbewusst, hat jedoch mit Sicherheit ein wachsendes Schuldgefühl zur Folge.
Die Kinder sind bei diesem Zusammenspiel die großen Verlierer. Ihnen gelingt es nämlich nicht so leicht, sich von ihren Schuldgefühlen zu befreien. Hingegen schlagen die Schuldgefühle meist Wurzeln und erweisen sich als schwer auszurottendes Unkraut.

Es ist äußerst wichtig, den Kindern gegenüber immer wieder zu betonen, dass sie an der psychischen Erkrankung eines Erwachsenen keinen Anteil haben. Ebenso wichtig ist es, dass die Gespräche in der Familie stets aufrechterhalten werden, damit die psychische Erkrankung als ein Teil des Lebens verstanden wird, das die Familie eben teilt.
Familiengeschichten sind vielfältig, und wir sollten sowohl über die glücklichen als auch die weniger glücklichen Erlebnisse sprechen. Erstere sind es nämlich, die uns daran erinnern, wie viel Freude und Liebe wir füreinander empfinden.
Dies sind die Kapitel, die uns helfen, Schuld und Scham zu überwinden.

Es ist niemals die Schuld der Kinder!!!

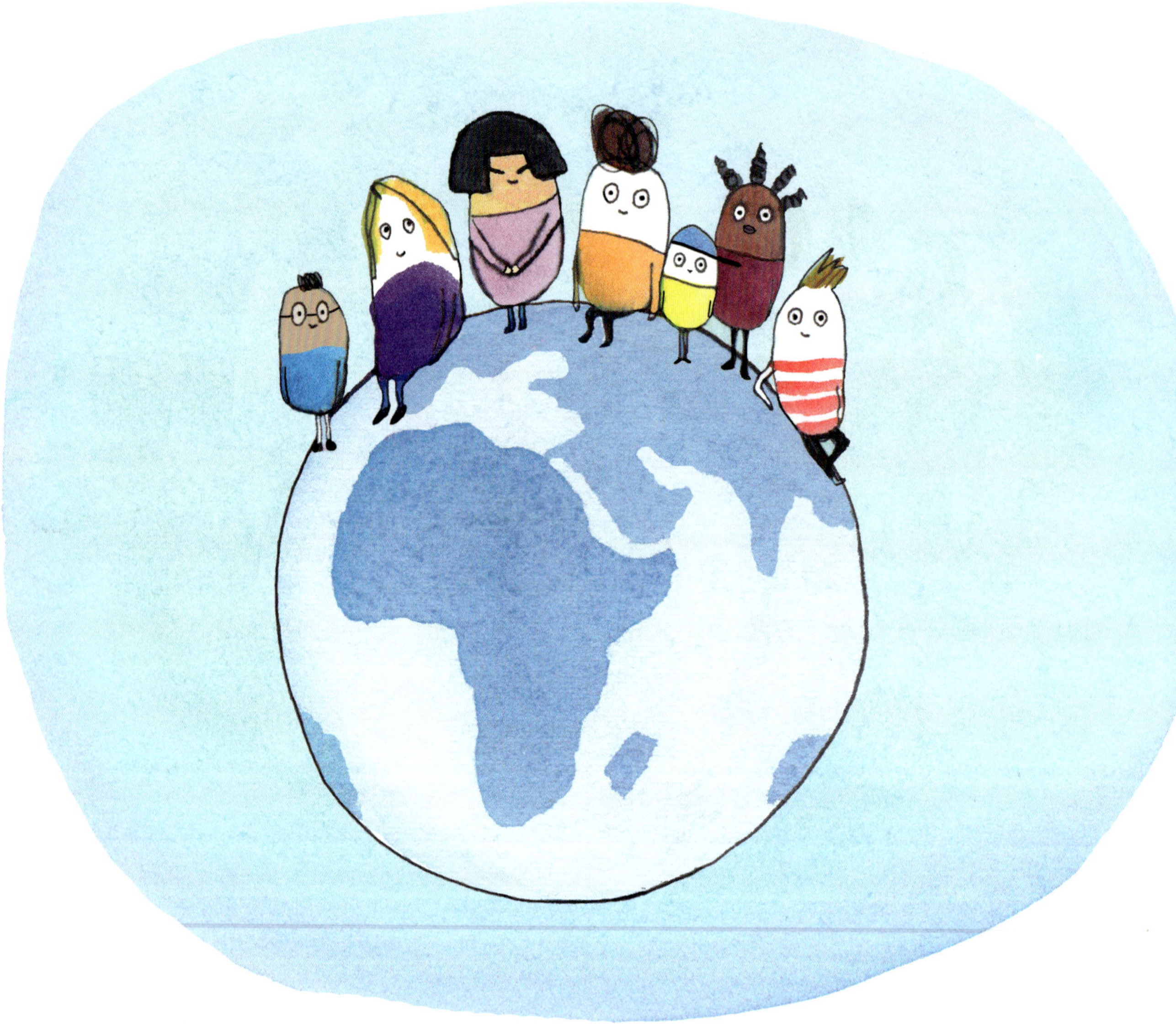

Es gibt immer mehrere Ursachen

Wenn die Psyche erkrankt, hat dies selten nur einen Grund.
Fast immer hat es sowohl mit der Verletzbarkeit des Einzelnen als auch mit konkreten Erlebnissen in seinem Leben zu tun.

Tod

Es ist ganz normal, dass wir sehr traurig sind, wenn wir einen Menschen verlieren, den wir lieb haben. Alle Menschen erleben das. Doch manchmal entwickelt sich die Trauer zu einer Depression.

Geburt

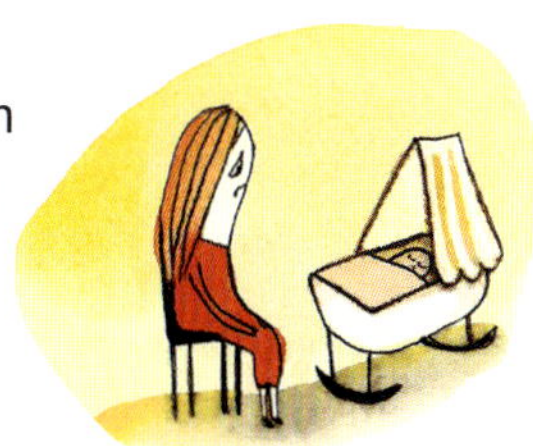

Seltsamerweise bekommen viele Frauen in Verbindung mit der Geburt ihres Kindes eine Depression. Das hat nichts mit der Liebe zum Neugeborenen zu tun, doch im Gehirn der Mutter entsteht ein Ungleichgewicht – es verhindert, dass Gefühle des Glücks und der Freude sich entfalten können. Für die Mutter und das Baby ist das schlimm. Und wenn das Baby eine große Schwester oder einen großen Bruder hat, leiden auch sie unter diesem Zustand, weil sie die Mutter vermissen, die sie kennen. Die Mutter, die fröhlich ist und sie zärtlich in den Arm nimmt.

10 bis 15 % aller frisch gebackenen Mütter haben eine Wochenbettdepression.

Kindheit und Erbe

Eine bestimmte psychische Veranlagung kann genetisch bedingt oder im Laufe der Kindheit erworben sein. Schlimme Erlebnisse in dieser Zeit können die Anfälligkeit für Ängste und Depressionen erhöhen. Manchen Menschen verleihen solche Erlebnisse jedoch auch eine besondere Stärke. »Ich *schaffe das!*«, sagen Körper und Geist.
Einigen gelingt es, traurige Kindheitserfahrungen später in etwas Positives umzuwandeln. Sie werden vielleicht tüchtige Ärzte oder Psychologen.

Stress

Ist ein Mensch über einen längeren Zeitraum hinweg großen Belastungen ausgesetzt, sind sein Gehirn und sein Nervensystem überlastet. Das nennt man Stress.

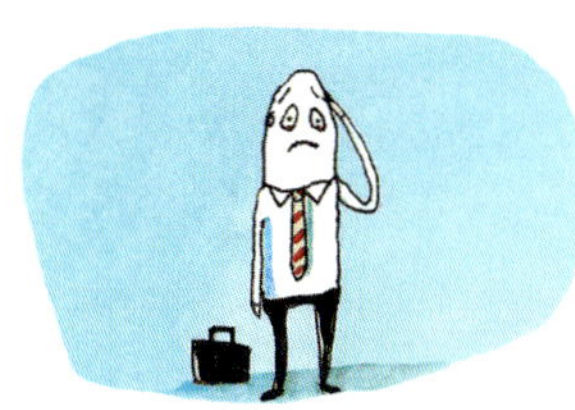

Die Belastungen können hierbei sehr verschieden sein: Sorgen, Konflikte, Mobbing oder zu viel Arbeit.
Ein bisschen Stress ist ungefährlich. Doch hin und wieder muss man zur Ruhe kommen. Was stresst *dich* oder die Menschen, die du kennst?

Die Hälfte aller Depressionen und Angststörungen werden durch nicht behandelten Stress ausgelöst!

Kriege und Naturkatastrophen machen das Gehirn krank

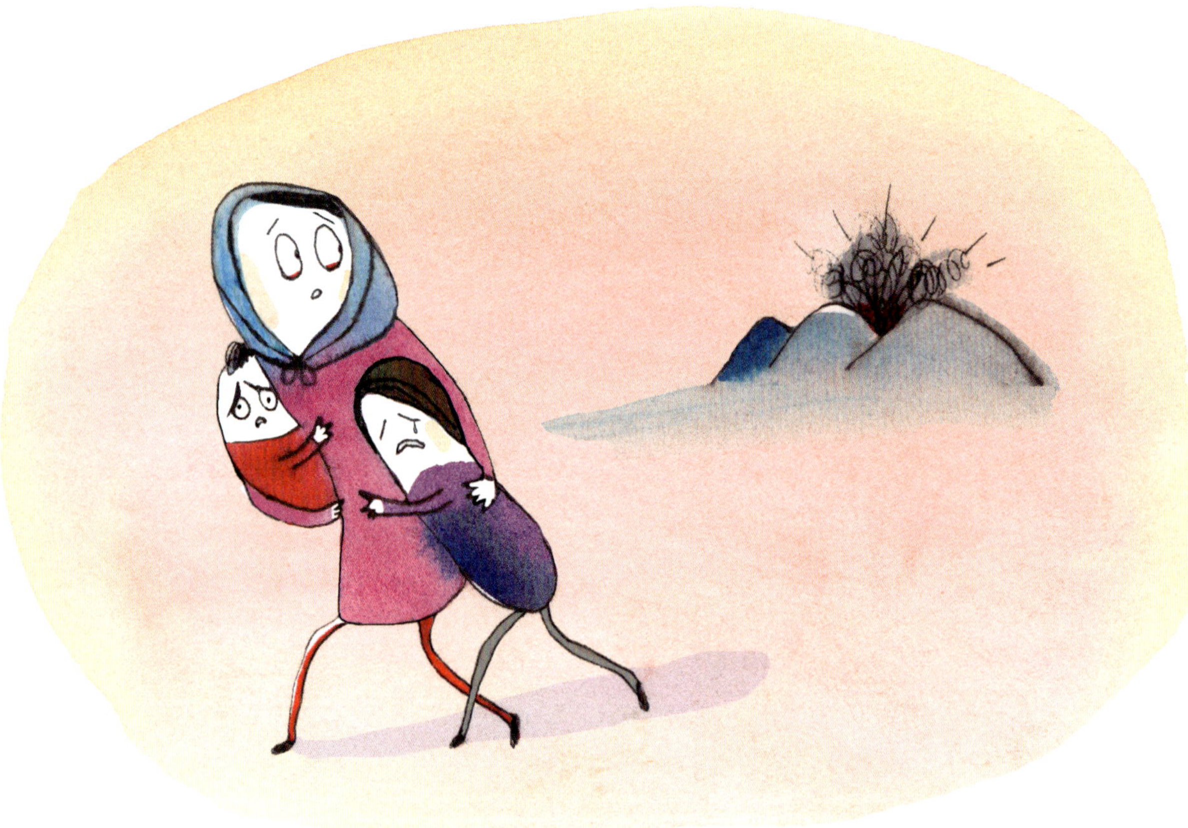

Sara passt gut auf Asha und Arian auf.
»Ihr seid meine wunderbaren Kinder!«,
sagt sie und hält sie in ihren Armen.

Obwohl auch Erwachsene Angst haben,
versuchen sie, gut für ihre Kinder zu sorgen.
Die Kinder haben so große Angst,
dass sie fast zu atmen vergessen.

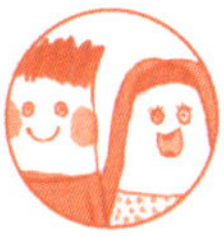

Millionen von Menschen auf der ganzen Welt haben grausame Kriege und Naturkatastrophen erlebt.
Viele haben versucht, davor zu fliehen. Doch eine Flucht ist gefährlich und endet für viele oft tödlich. Manchen Flüchtlingen gelingt es, ein neues und friedliches Land zu erreichen. Im Asylantenheim müssen sie lange warten, bis sie wissen, ob sie in dem neuen Land bleiben dürfen.
Arian sagt: »Das neue Land ist ganz anders als das, aus dem wir kommen. Meiner Mutter fällt es sehr schwer, die Sprache zu lernen. Bei mir geht es schneller. Deshalb muss ich vieles für sie übersetzen.«

Kinder, die in Deutschland aufwachsen, haben in ihrem Land noch keinen Krieg erlebt. Auch die Lehrer auf unseren Schulen nicht.

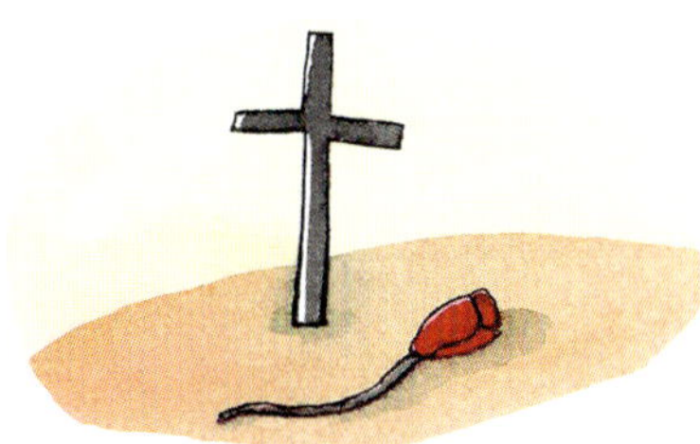

Laura weint, weil ihre Großmutter gestorben ist. In der Klasse reden sie darüber. Es ist ein gutes Gespräch. Auch andere haben schon ihre Großeltern verloren, und die Lehrerin tröstet Laura. Arian denkt im Stillen: *»Ob sie eigentlich wissen, dass mein Vater und mein großer Bruder erschossen wurden?«*

Sollen wir darüber reden?

Wer an einer psychischen Krankheit leidet, wird von Zweifeln und Sprachlosigkeit beherrscht. Wir finden nicht die richtigen Worte. Alles ist einfach zu viel. Auch scheuen wir es, alte Wunden wieder aufzureißen. Also schweigen alle.

Schweigen ist ein Fehler

Es ist eine gute Idee, Kinder durch schöne Erlebnisse abzulenken. Musik, Sport, Schule und Spiel sind für ihre Gesundheit von entscheidender Bedeutung. Aber das absolute Schweigen über die Vergangenheit ist schädlich. Denn Schweigen macht unsichtbar, und alle Menschen haben das Bedürfnis, gesehen zu werden. *»Erst wenn mich jemand kennt, fühle ich mich ein wenig zu Hause«*, sagt Malar.

Wer in der Schule kennt das frühere Leben der Flüchtlingskinder? Wer weiß etwas über ihre Flucht und das Leben in Lagern oder Asylantenheimen?
Nadia kam in der dritten Klasse hierher und geht jetzt aufs Gymnasium. *»Nein«*, sagt sie, *»die Leute hier stellen ganz selten Fragen. Sie scheinen ziemlich gleichgültig zu sein.«*

Offenheit bedeutet Fürsorge und Integration

Unser Interesse an der Geschichte von Flüchtlingsfamilien ist sowohl für das Wohlergehen der betroffenen Kinder von großer Bedeutung, als auch dafür, dass ihre Freunde sie verstehen. Deshalb müssen wir darüber reden.
Wir müssen darüber reden, dass viele Menschen auf der Welt zur Flucht gezwungen sind.
Wir müssen darüber reden, dass viele Menschen traumatisiert sind, weil sie Naturkatastrophen, Krieg und Flucht erlebt haben. Wir müssen darüber reden, was ein Trauma ist.

Erzählen, Fragen und Zuhören

»Im Fernsehen sieht man ständig Bilder von Kriegen in aller Welt … Wo kommt ihr eigentlich her, Nadia? … Kann ich dir vielleicht helfen, deinen neuen Freunden ein bisschen von deiner Geschichte zu erzählen?«

Wir sind eben nicht gleichgültig!

Trauma-Stress

Viele schreckliche Erlebnisse können enormen Stress auslösen.
Das nennt man ein Trauma.
Als hätte man eine Gehirnerschütterung,
ohne sich den Kopf gestoßen zu haben.

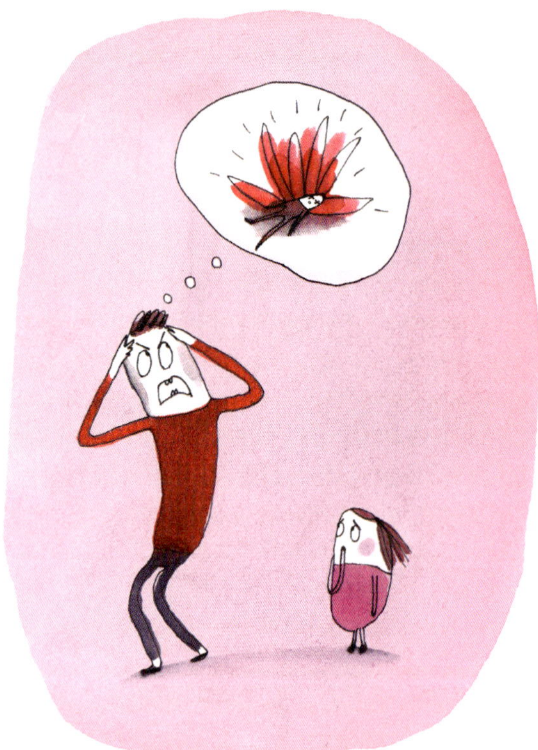

Saras Vater hat gesehen,
wie sein Freund von einer Bombe getötet wurde.
Obwohl das schon lange her ist, sieht er
die schrecklichen Bilder immer noch vor sich.

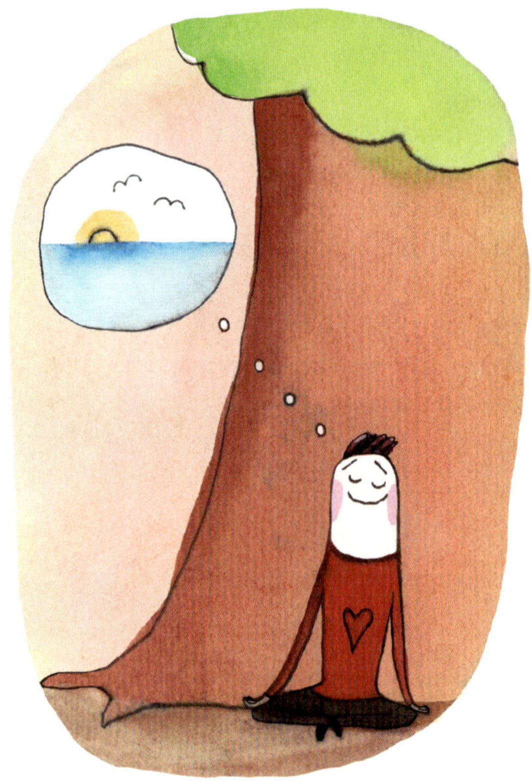

Ruhig zu atmen, hilft Saras Vater.
Er trainiert seine Atmung und denkt:
Ich atme ein: 1 - 2 - 3 - 4
Ich atme aus: 1 - 2 - 3 - 4

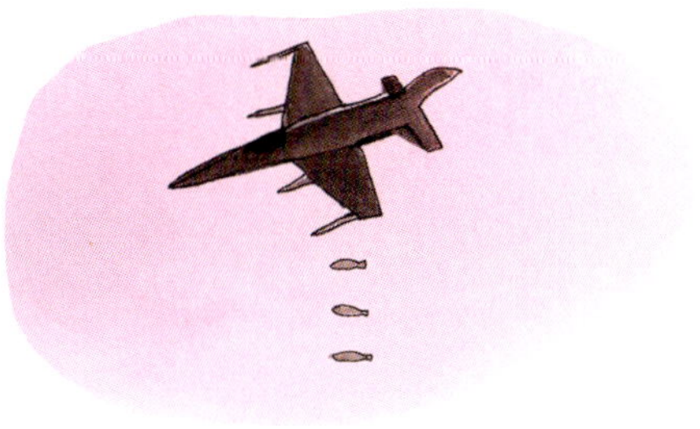

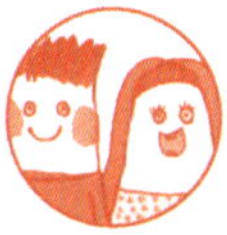

Paul hat als Soldat einen Krieg in einem weit entfernten Land erlebt. Jetzt ist er wieder zu Hause, doch es geht ihm richtig schlecht. Er hat Schwierigkeiten, mit anderen Menschen zusammen zu sein. Er ist extrem geräuschempfindlich. Beim geringsten Lärm durch die Kinder regt er sich auf und schimpft mit ihnen. Später entschuldigt er sich, weil es ihm leidtut.
Paul sagt, dass in seinem Kopf ein Chaos herrscht und er sich nicht wohl in seinem Körper fühlt.
Er kann keine Ruhe finden.

Der Arzt hat Sara und ihrer Mutter erklärt, dass Pauls Gehirn von all den schrecklichen Dingen, die er im Krieg erlebt hat, verwirrt ist. Es reagiert immer noch so, als würde er sich unmittelbar bedroht fühlen.
Sara sieht es ihrem Vater an. Seine Augen sind ängstlich, obwohl es nichts gibt, wovor er Angst haben müsste. Doch auch Sara bekommt es mit der Angst, wenn ihr Vater so aussieht und plötzlich zu schreien anfängt.

Traumata und PTBS

Das gesunde Nervensystem ist anpassungsfähig. Schocks und große Überlastungen können ihm schaden und seine Anpassungsfähigkeit reduzieren. So wie die Haut Narben bildet, kann das Nervensystem reizbar und »starr« werden, sodass man schon auf geringe Sinneseindrücke überempfindlich reagiert. Führt ein Trauma zu einer derartigen Sinnesverwirrung, spricht man von PTBS (einer Posttraumatischen Belastungsstörung).

Die Symptome sind:
- extreme Geräuschempfindlichkeit,
- Erinnerungsverlust und innere Leere,
- Schlafprobleme, Launenhaftigkeit und Wutanfälle,
- »Flashbacks«,
- Isolation von der Umwelt.

Kinder, die mit traumatisierten Eltern zusammenleben, spüren die Angst und Unruhe der Eltern quasi am eigenen Leib. Wir sprechen in diesem Zusammenhang davon, dass Kinder ein sekundäres Trauma davontragen.
Mit traumatisierten – oder sekundär traumatisierten – Kindern kann sich das Miteinander schwierig gestalten. Sie sind oft unkonzentriert oder reagieren schwer nachvollziehbar und gewalttätig.

Die kindlichen Reaktionen können als Überlebensstrategie des Nervensystems gedeutet werden. Vielleicht werden Gefühle von den Sinneswahrnehmungen ausgeschlossen. Oder das Nervensystem reagiert quasi umgekehrt, indem es eine Überempfindlichkeit und Wachsamkeit entwickelt, damit das Kind nicht durch neue Traumata überwältigt wird. Das Kind selbst weiß nicht, was da geschieht.
Versuchen Sie, das Kind jenseits seines Verhaltens zu erblicken. Zeigen Sie Interesse an seinen Lebensumständen. Erzählen Sie ihm, was Sie wissen und stellen Sie Zusammenhänge her.

Traumata leben oft über mehrere Generationen fort. Darüber zu reden kann ein Akt der Befreiung sein.

Oh, nein – nicht schon wieder!

Kinder können mit Zorn und Angst reagieren,
wenn Erwachsene zu viel trinken.

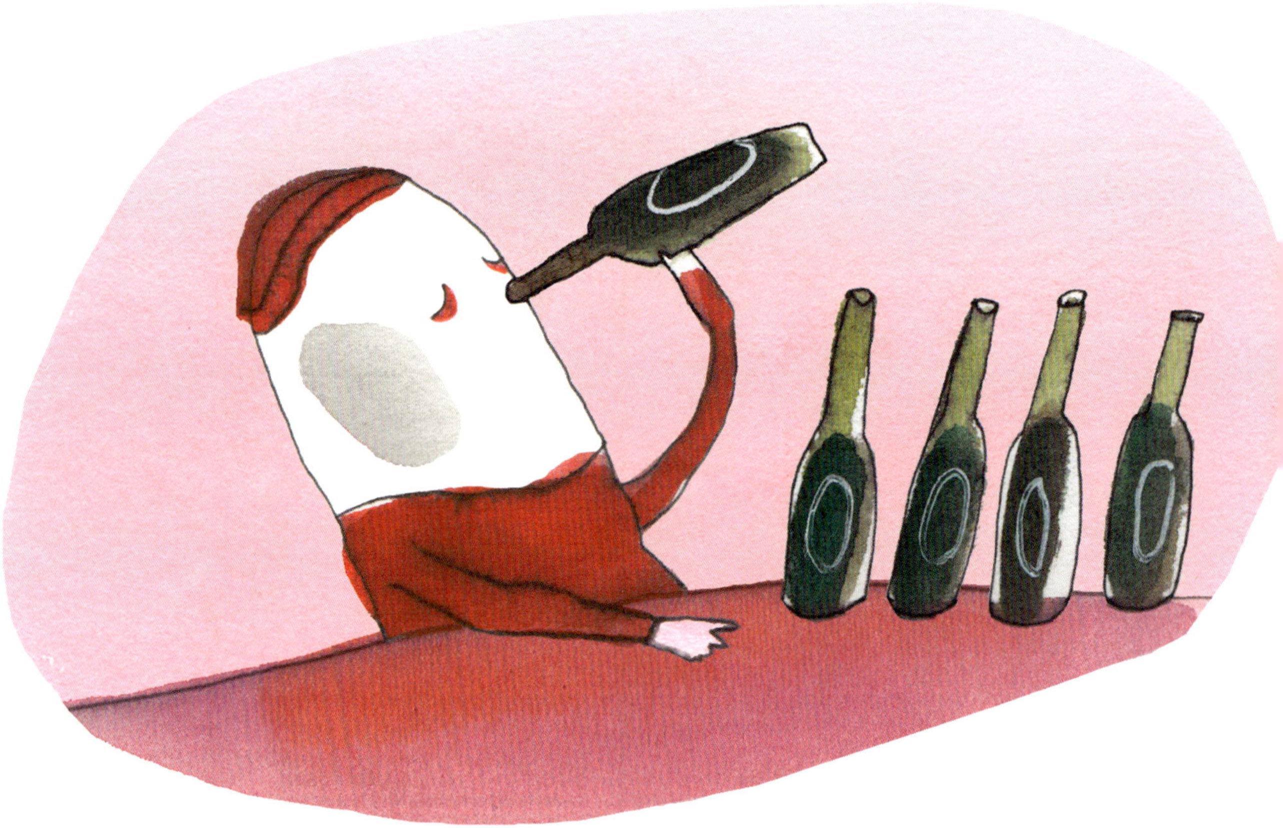

Die Erwachsenen lassen sich Bier und Wein schmecken.
Doch einige von ihnen trinken viel zu viel.
So viel, dass sie dumme Dinge tun.

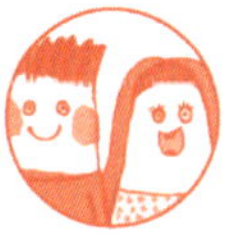

Warum trinken die Erwachsenen?

Viele berauschen sich am Alkohol, weil es ihnen nicht gut geht. Weil sie innere Unruhe oder Angst empfinden. Am Anfang mag es ganz angenehm sein, die Wirkung des Alkohols zu spüren, doch im Laufe der Zeit wird alles noch viel schlimmer. Wer zu viel trinkt, kann sogar eine Depression entwickeln.
Manche trinken Bier, Wein oder Schnaps. Andere rauchen Haschisch oder schlucken Pillen. Wieder andere kauen Blätter, die Kath heißen, oder nehmen andere Substanzen ein.

Jeanette erzählte in einer Kindergruppe:
»Ich hab das noch nie zu jemand gesagt … und die Erwachsenen erzählen ja auch nicht rum, wenn sie ein Alkoholproblem haben! Meine Mutter schminkt sich und zieht hübsche Sachen an, sodass keiner es merkt …
Es ist nicht gerade toll, wenn die eigene Mutter nach Schnaps riecht. Einmal, als ich es ihr gesagt habe, ist sie total wütend geworden! Heute, nachdem ich Hilfe bekommen habe, würde ich auch zu anderen Kindern sagen: SAGT ES JEMAND, DER EUCH HELFEN KANN!«

Menschen, die zu viel trinken, wollen darüber nicht reden. Hmm … Also lasst uns an dieser Stelle über das Gehirn reden. Dem tut es übrigens gar nicht gut, wenn man zu viel trinkt!

Etwa 3,3 Millionen Deutsche missbrauchen regelmäßig Alkohol oder sind alkoholabhängig. Etwa 2,65 Millionen Kinder wachsen in Familien auf, in denen es ein Alkoholproblem gibt.

Scham und Verachtung

In fast jeder Familie gibt es mindestens einen Menschen mit einem Alkohol- oder Drogenproblem.
Bei Menschen aus schwachen sozialen Milieus ist der Missbrauch meist offensichtlicher als bei Politikern, Ärzten, Lehrern oder Geschäftsleuten, die ihr Problem besser verbergen können. Vielleicht weil das Trinken von gutem und teurem Wein als Zeichen von Lebenskultur gilt.
Am Anfang stehen oft Gefühle der Minderwertigkeit oder Unzulänglichkeit, die sich durch einen Alkoholrausch betäuben lassen. Doch lange geht das nicht gut.
Es ist peinlich, abhängig zu sein. Niemand ist stolz darauf, ein Alkoholproblem zu haben. Erst wenn es jemand gelingt, sich aus der Abhängigkeit zu befreien, kehrt die Selbstachtung zurück. Und erst dann hören wir von all den Kämpfen, dem Schmerz und der Scham, die damit einhergingen.

Kinder entwickeln eine besondere Sensibilität, was den Alkoholkonsum eines Erwachsenen betrifft. *»Wir sind Deutschlands dichtester Antennenwald!«*, sagte eine junge Frau, die in einer Familie mit Alkoholproblemen aufwuchs.

»Wenn es zu Hause nicht mehr auszuhalten ist, spiele ich Fußball mit Johannes!«

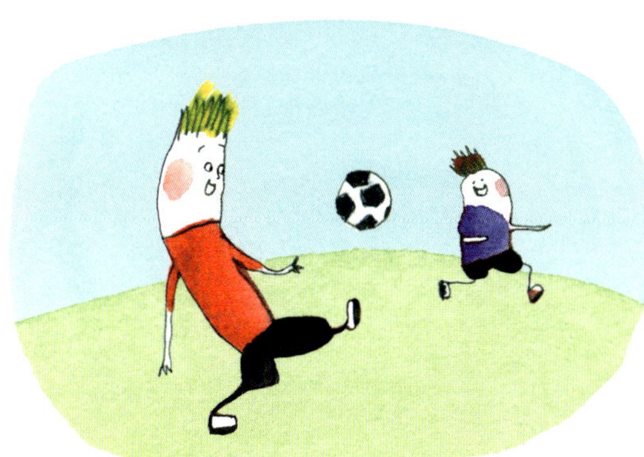

Das Gehirn ist wie ein Computer

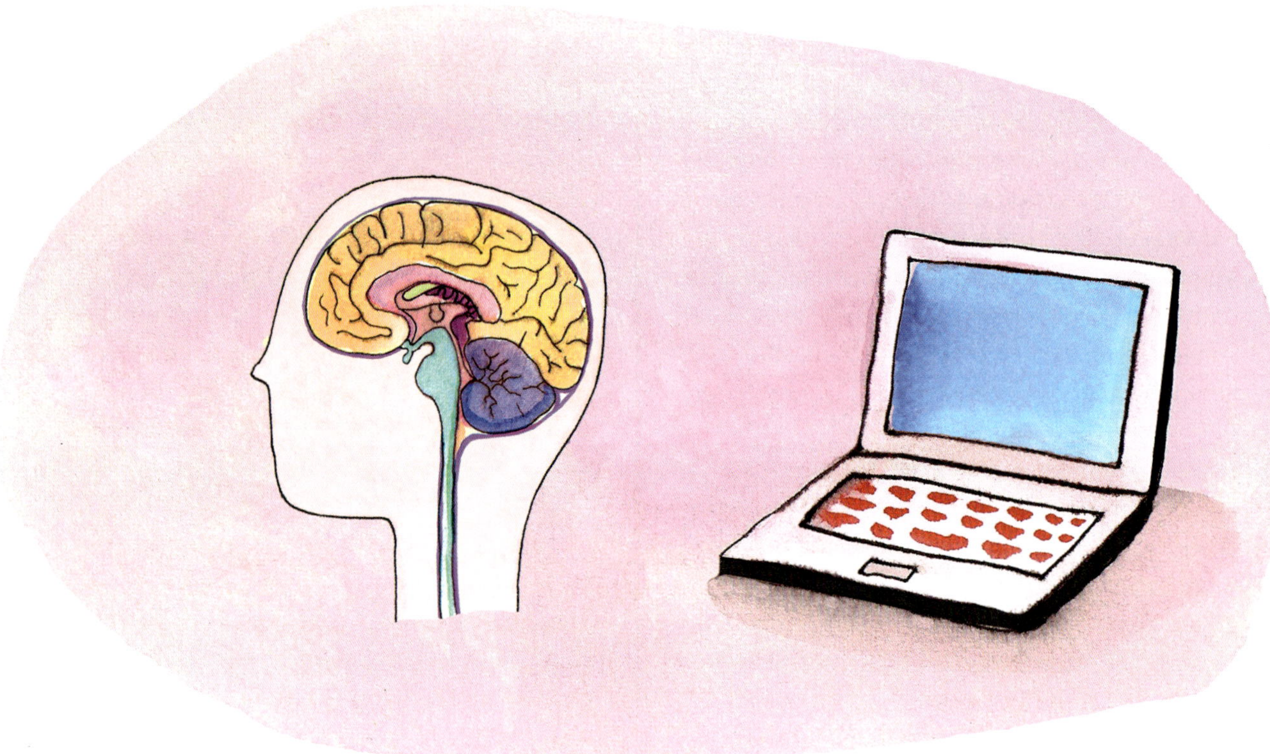

Das Gehirn befindet sich direkt unter der harten Hirnschale.
Es sieht fast so aus wie ein Haufen zusammengedrückter Würste.
Man kann es auch mit einem Computer vergleichen.
Unserem eigenen Laptop.
Denn an diesem Ort geschieht einfach alles!

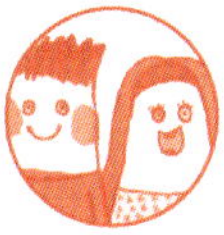

Im Gehirn wohnen Gedanken und Gefühle

Das Gehirn birgt viele Geheimnisse. Es gibt immer noch einiges, das man nicht von ihm weiß. Doch vieles ist auch bekannt.
Das Gehirn ist voller Nervenzellen, die für Gefühle und Gedanken zuständig sind. Über 125 Milliarden! 125.000.000.000 Gehirnzellen senden sich also gegenseitig Nachrichten und sorgen dafür, dass wir denken und reden, sehen, schmecken und lächeln, gehen und laufen können. Ihnen haben wir es auch zu verdanken, dass wir lernen können zu lesen und zu rechnen. Das Gehirn befindet sich in einem ständigen Umbau. Manche Nervenzellen sterben, andere bilden sich neu.

Wenn es uns gut geht, gibt es vieles, das großartig funktioniert.
Doch wenn unser Gehirn plötzlich oder über einen längeren Zeitraum hinweg belastet wird, entsteht ein Ungleichgewicht, das wir in unseren Gedanken und Gefühlen spüren.
Das ist so ähnlich, als würden in einem Computer zu viele Programme gleichzeitig ablaufen oder als wäre er von einem Virus befallen. Was dazu führen kann, dass er gar nicht mehr funktioniert. Wie viele Belastungen wir aushalten, ist von Mensch zu Mensch verschieden. Doch jeder ist verletzlich und jeder hat seine persönliche Grenze.

Tabus schaden der Gesundheit unseres Gehirns

Das Gehirn ist etwas für Spezialisten. Doch manches können wir alle verstehen.
Neue Erkenntnisse legen nahe, dass wir mit Kindern auch über schmerzhafte Themen sprechen sollten. Tabus behindern nämlich den freien Fluss von Informationen.

Grob vereinfacht lässt sich das menschliche Gehirn in drei Bereiche unterteilen, die stark voneinander abhängig sind. Diese drei Bereiche, die für Sinneseindrücke, Gefühle und Gedanken zuständig sind, kommunizieren miteinander und schaffen ein Netz von Verbindungen, das auf den Erfahrungen des Individuums basiert.

DER UNTERSTE TEIL des menschlichen Gehirns ist das sogenannte Stammhirn oder Reptiliengehirn. Es ist für lebenswichtige Funktionen wie Atmung und Herzschlag sowie für die Fähigkeit zuständig, Sinneseindrücke zu verarbeiten und Reaktionen einzuleiten, die das Überleben sichern.
IN DER MITTE befindet sich das Zwischenhirn oder Säugetiergehirn. Von hier werden das Erinnerungsvermögen gesteuert und Gefühle registriert, die mit dem sozialen Leben zusammenhängen.
GANZ AUSSEN Liegt das Großhirn oder Primatengehirn. Hier entfalten sich die Gedanken im Zusammenspiel mit Sprache und der Fähigkeit, zu reflektieren und Gefühle zu bearbeiten.

Nur bei uns Menschen ist das Gehirn so weit entwickelt, dass wir einen sinnvollen Zusammenhang zwischen SINNESEINDRÜCKEN, GEFÜHLEN UND GEDANKEN herstellen können. Es ist diese Erfahrung eines Zusammenhangs, die uns in die Lage versetzt, als Menschen zu überleben.
Wenn wir Kindern nicht helfen, ihre Wahrnehmungen und Gefühle zu verstehen, werden sie sich selbst um ein Verständnis bemühen. Doch wird dieses Verständnis voller ZWEIFEL, SCHAM, SCHULD, ANGST UND EINSAMKEIT sein.

So wie der Körper kann auch die Psyche erkranken

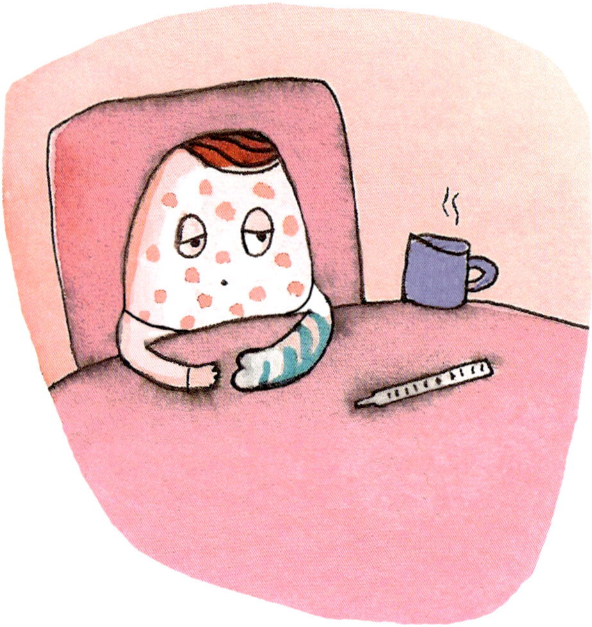

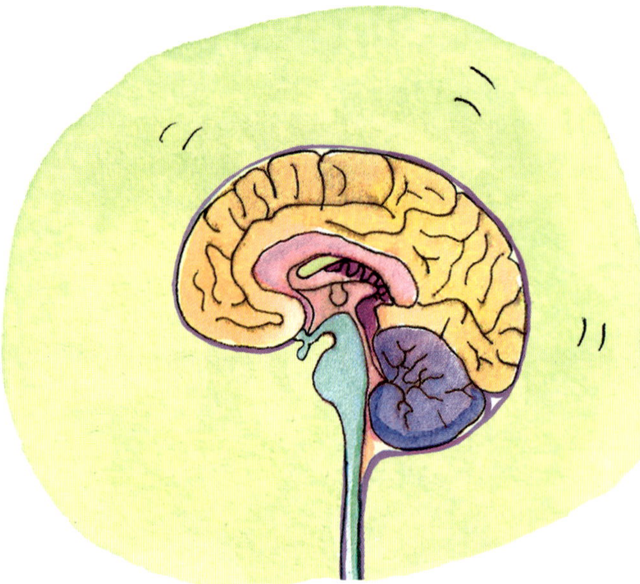

Erkrankungen,
unter denen unser Körper leidet,
nennen wir physische Krankheiten.
Da kennst du bestimmt viele Beispiele.

Erkrankungen,
die im Gehirn – oder in der Seele –
Unruhe stiften,
nennen wir psychische Krankheiten.

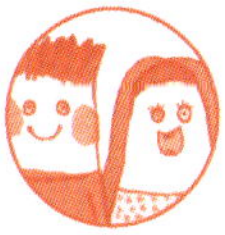

Jeder hat einen Körper und eine Psyche

Den Körper kennen wir. Er ist all das, was wir bewegen können: Arme, Ohren, Beine, Finger, Hals und Kopf. Außerdem die inneren Organe: Magen, Herz, Lunge, Blutadern und vieles mehr.
Manche physischen Krankheiten kann man sehen. Wenn man sich den Finger in der Tür einklemmt, wird er dick und blau. Das sieht man. Wer sich eine Grippe einfängt, bekommt Fieber. Das kann man messen. Bauchschmerzen kann man jedoch nicht sehen. Und Herzschmerzen auch nicht.

Körper und Geist hängen zusammen

So wie das Blut durch die Adern unseres Körpers fließt, so strömen die Stimmungen unseres Geistes – unserer Psyche – durch unsere Nervenbahnen. Das Gehirn ist die Schaltzentrale für all diese Vorgänge.

Die Psyche, das sind unsere Gedanken und Gefühle. Die Psyche entscheidet darüber, was für ein Mensch wir sind. Welche Persönlichkeit wir haben. Man kann ängstlich, aufbrausend oder ein Einzelgänger sein, ohne an einer psychischen Krankheit zu leiden. Jeder Mensch hat seine eigene unverwechselbare Persönlichkeit. Wir alle haben eine Psyche. Doch niemand kann sie sehen!

Etwa ein Drittel aller Menschen in Deutschland leidet unter einer psychischen Krankheit.
Vier von zehn Europäern haben psychische Probleme. Die meisten haben Angst oder Depressionen.

Psychische Krankheiten betreffen jeden

Alle Menschen haben Gefühle.
Alle Menschen haben einen Geist.
Verletzlichkeit und persönliche Stärke sind menschliche Qualitäten.
Wir alle sind verschieden.
Und wir haben das Recht, so zu sein, wie wir sind.
Niemand soll sich falsch oder verkehrt vorkommen.
Psychische Krankheiten beeinflussen Gefühle und Gedanken.
Sie können auch den Körper beeinflussen, der taub und müde wird.
Es gibt verschiedenste psychische Krankheiten.
Mehr und minder ernste. Sie alle haben einen Namen.
Jeder kann von ihnen betroffen werden. Ganz gleich, ob man arm oder reich, mehr oder weniger schlau ist. Egal wie man aussieht.
Dennoch scheint es uns oft, als sollten wir am besten so sein wie alle anderen.
Manchen ist es peinlich, wenn jemand aus ihrer Familie ein psychisches Problem hat. Sie wissen nicht, dass etwa jede zweite Familie von einer psychischen Krankheit betroffen ist.

Viele Kinder im selben Boot

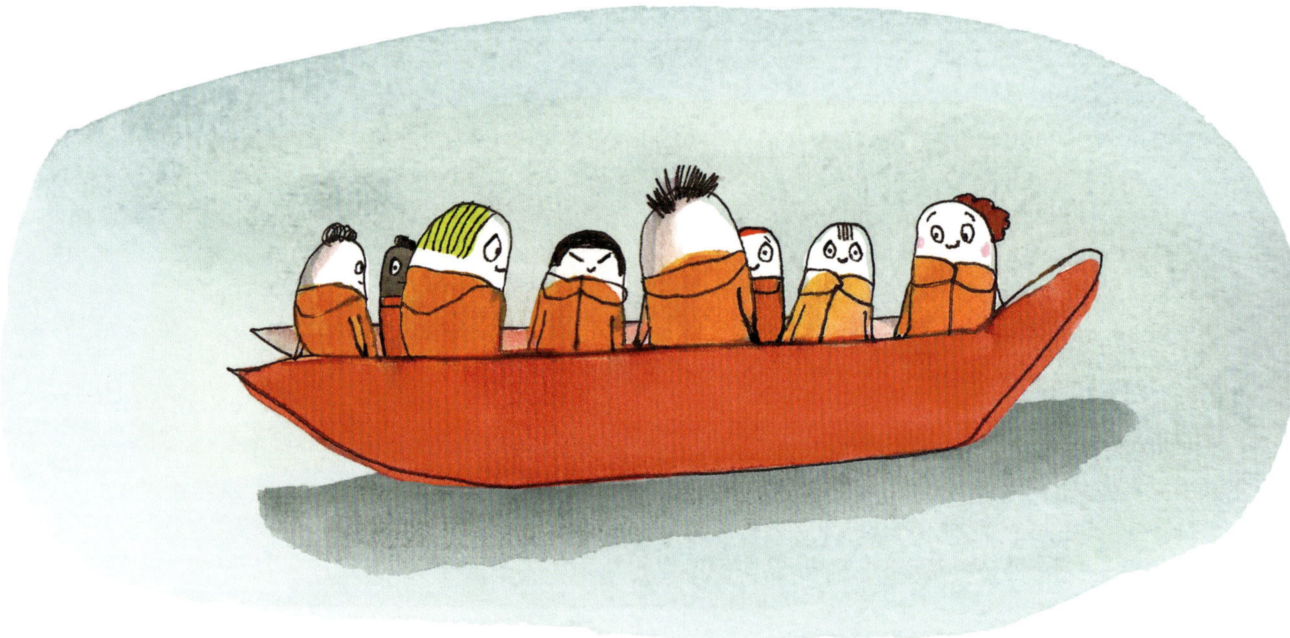

Diese Kinder hier haben alle einen Vater oder eine Mutter,
die an Angststörungen oder Depressionen leiden.
Sie sitzen erst seit Kurzem in einem Boot.
Dennoch scheinen sie sich schon lange zu kennen.
Denn ihre Erlebnisse ähneln einander.

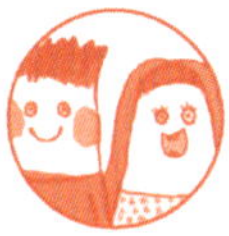

Wenn deine Mutter oder dein Vater psychisch krank sind

Dann sollst du wissen, dass es viele Kinder gibt, die mit dir in einem Boot sitzen! Nur kennt ihr euch nicht, weil die meisten das für sich behalten.

»Was nützt es schon, davon zu erzählen?«, denken viele Kinder.
»Die anderen können sich ja doch nicht vorstellen, wie das ist.«
»*Wahrscheinlich ziehen sie mich damit auf*«, denken andere.

Also trägt man dieses Geheimnis mit sich herum, was dazu führt, dass man sich einsam und verkehrt vorkommt. Für andere sieht es weiterhin so aus, als sei alles in Ordnung.
Deshalb irren sich die Erwachsenen so oft und denken, es geht einem gut, obwohl man sich schrecklich elend fühlt.

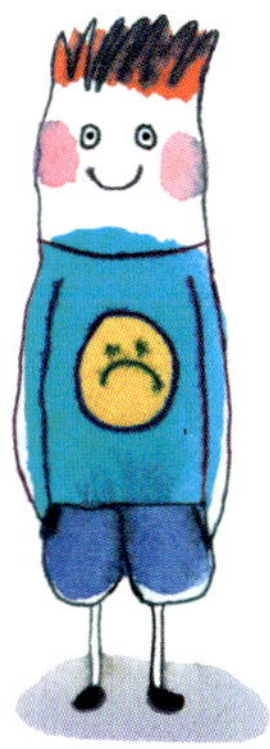

Zwischen 2 und 5 Kindern in jeder Schulklasse haben einen Vater oder eine Mutter, die an einer Angststörung, Depression oder einer anderen psychischen Krankheit leiden.Ganz normale Kinder. So wie du.

Die Signale der Kinder

Kinder haben manchmal Erlebnisse – auch in ihrer Familie –, die sie verängstigen oder verunsichern. Das gehört dazu, Kind und Mensch zu sein. Und verschafft ihnen wichtige Erfahrungen, die ihnen in anderen schwierigen Situationen zugutekommen werden.
Doch wenn es Erwachsenen häufig schlecht geht, sie miteinander streiten oder sich betrinken, dann entwickeln Kinder Stress. Stress entsteht, wenn das Nervensystem ständig in Bereitschaft ist.
Kinder sagen nicht: »Ich glaube, ich kriege Stress, weil ich mich zu Hause so unsicher fühle.«
Der Stress der Kinder »schleicht« sich stattdessen in ihr Verhalten, das die Erwachsenen anschließend nur schwer verstehen können. Sie wissen ja nicht, wie es dem Kind wirklich geht.

Vielleicht wirkt Matthias aufsässig und Hannah will kaum noch essen. Vielleicht will Matthias nicht zur Schule gehen und Hannah ist ständig launisch und gereizt. Vielleicht sieht Matthias einfach nur traurig aus und Hannah kann sich nicht konzentrieren.
Doch ebenso oft gelingt es Matthias und Hannah, sich nicht »in die Karten« schauen zu lassen. Sie lassen sich nicht anmerken, wie es ihnen geht. Also macht sich auch niemand Sorgen um sie.
Hannah kann sehr pflichtbewusst sein, wenn es um ihre Hausaufgaben geht. Und Matthias gibt in seiner Jungenclique den Ton an.

Feste Vorstellungen davon, dass Kinder bestimmte Signale aussenden, dürfen unsere Aufmerksamkeit nicht beeinträchtigen. Richten wir unser Augenmerk allzu sehr auf das Verhalten des Kindes und unsere Möglichkeiten, »mit ihm umzugehen«, wird es sich umso verkehrter vorkommen. Wir müssen uns dafür interessieren, wie es IST, Kind zu sein. Müssen uns für kindliche Gedanken, Gefühle und Erlebnisse interessieren. ERST DANN werden wir das Kind wirklich sehen. Und das Kind wird sich gesehen fühlen!

Wechselnde Laune

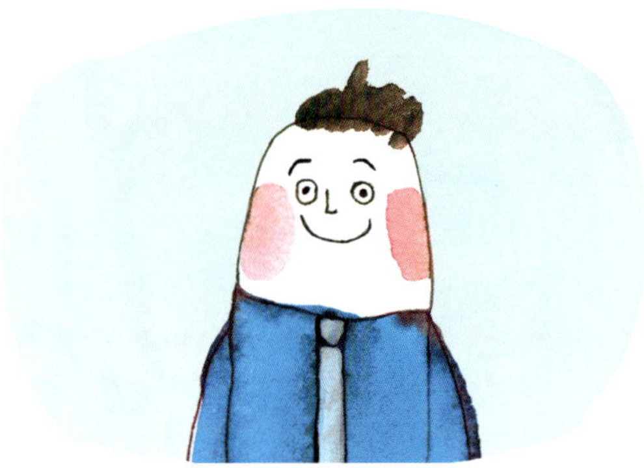

Manchmal geht es Daniels Vater richtig gut.
Er ist ausgeglichen und voller Ideen.
Daniel hat seinen Vater sehr lieb.
Er ist der beste Papa der Welt!

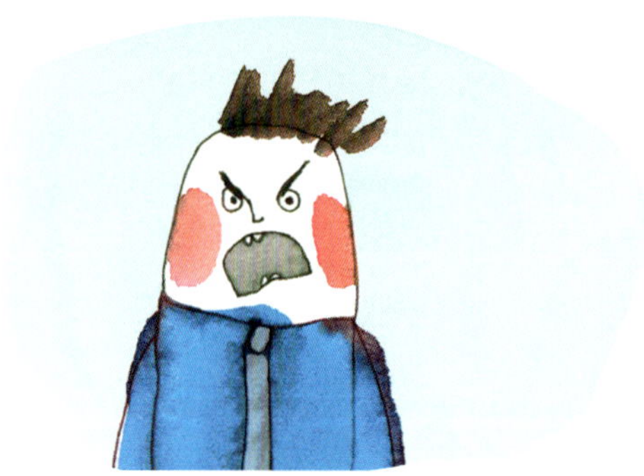

DOCH PLÖTZLICH FÄNGT ER AN ZU SCHREIEN
und gerät über Kleinigkeiten in Wut.
Daniel erschrickt und wird sehr traurig.
Und er hat ein bisschen Angst davor,
wann sein Papa wohl
das nächste Mal wütend wird.

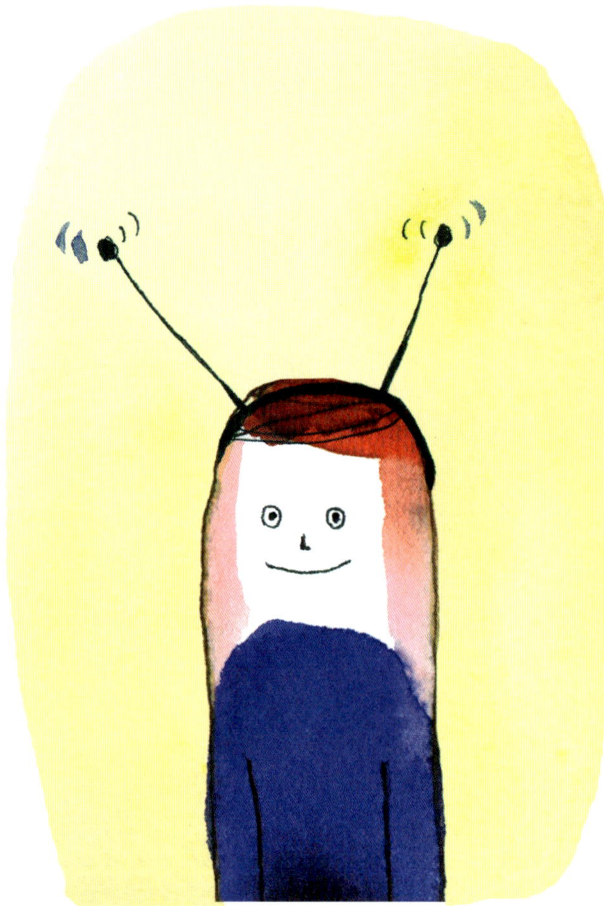

Man kann es einfach nicht voraussehen.
Doch allmählich entwickelt Daniel ein Gespür dafür,
ob heute ein guter oder ein schlechter Tag ist.
Er fährt seine Antennen aus und lauscht,
um die Laune seines Vaters aufzufangen.
Heute ist bestimmt alles in Ordnung!

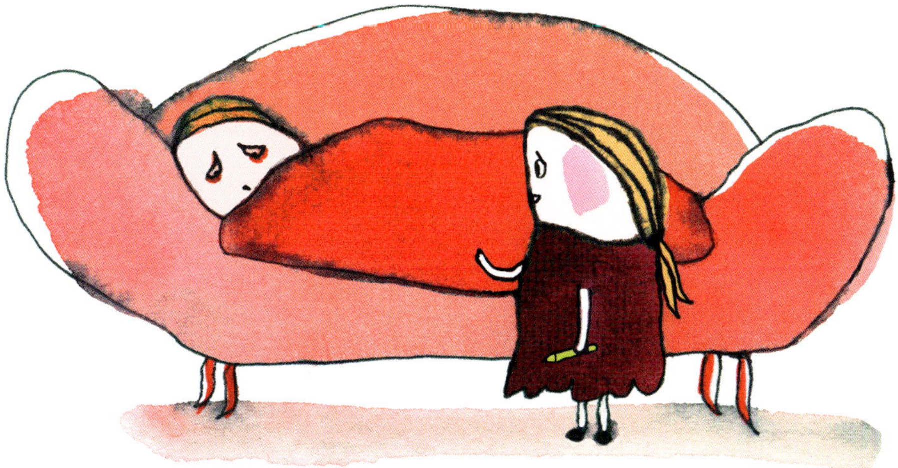

Ein schlimmer Tag …

Es gibt viele Tage, an denen Verenas Mutter müde und traurig ist. Verena vermisst sie. Sie wünscht sich so sehr, ihre Mutter würde sie anlächeln und mit ihr reden. Es ist, als wäre sie gar nicht da. »Hallo? Ist jemand zu Hause?«

Verena versucht, ein liebes Mädchen zu sein. Sie versucht einfach alles, um ihre Mutter froh zu machen. Aber es hilft überhaupt nicht.

Verena sieht nach ihrer Mutter. Sie liegt auf dem Sofa und schläft. Schon wieder …
»Oh, du bist es, Verena. Ich bin so schrecklich müde«, sagt ihre Mutter.
»Wollen wir zusammen ein Bild malen?«, fragt Verena.
»Das schaffe ich gerade nicht«, antwortet die Mutter.

An schlimmen Tagen schimpft ihre Mutter ständig mit ihr.

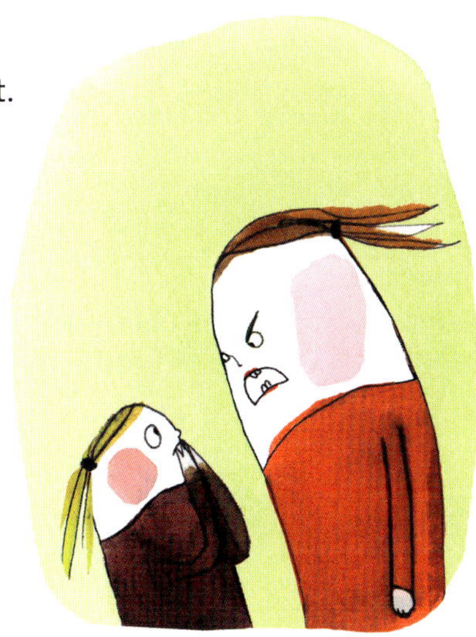

… und ein schöner Tag

Manchmal ist Verenas Mutter Gott sei Dank ganz sie selbst. Dann singt sie im Bad. Dann backen sie zusammen Waffeln und besuchen Tante Theresa. Dann kuscheln sie ganz viel und sind ein Herz und eine Seele.

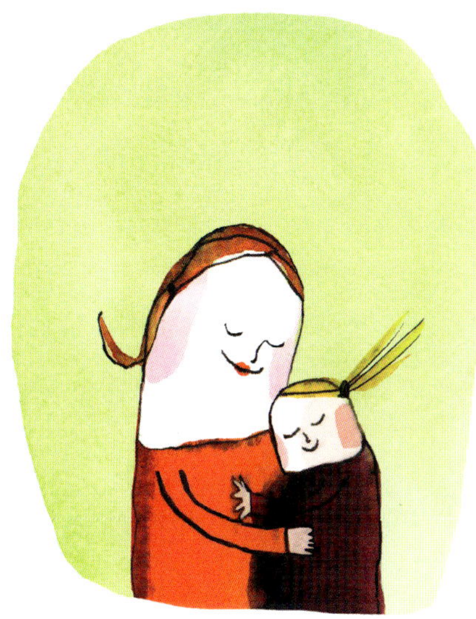

Alle Kinder sehnen sich nach einem vollständigen Bild

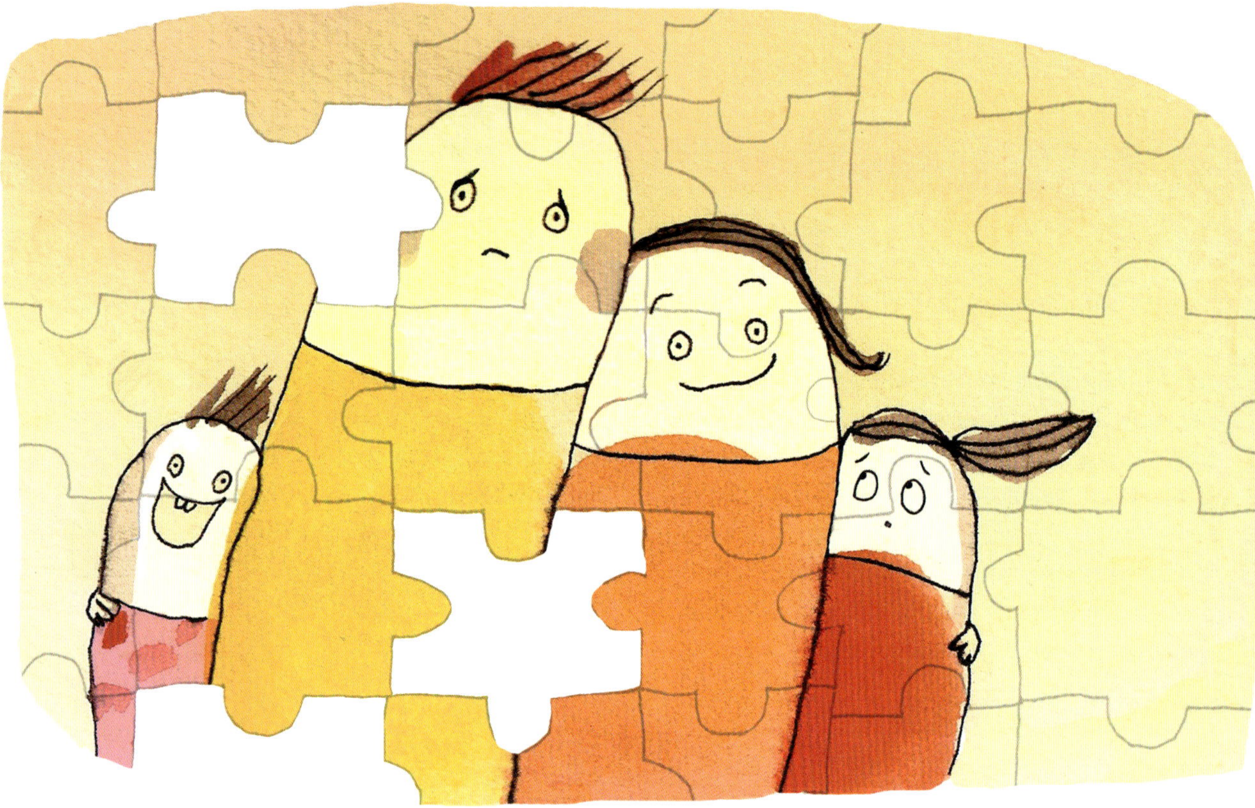

Es ist unmöglich, ein Puzzle zu vervollständigen,
wenn man nicht alle Teile hat.

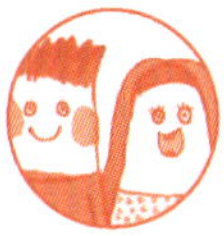

Wissen Kinder nicht, dass ihre Mutter krank ist?

Es läuft ein Gespräch im Radio. Es geht um ein Erwachsenenthema, aber auch Kinder hören zu. Es geht um irgendwelche Behandlungsmethoden in der Psychiatrie.

Eine Frau erzählt, sie habe seit Jahren eine schwere Essstörung. Sie sagt, sie nimmt Schlankheitspillen und erbricht jedes Mal ihr Essen, wenn sie etwas zu sich nimmt. Inzwischen ist sie körperlich und psychisch so am Ende, dass sie nicht weiß, wie lange sie das noch überlebt. Falls sie keine Hilfe bekommt, sagt sie schließlich, hat sie Angst, dass sie sich selbst den Stecker ziehen wird.
Der Journalist erwähnt abschließend, dass die Frau anonym bleibt, weil ihre 9- und 13-jährigen Kinder nicht wüssten, dass ihre Mutter krank ist.

»Das ist doch unmöglich«, sagt Daniel. *»Die Kinder merken doch genau, dass etwas mit ihr nicht stimmt!«*

Daniel hat recht. So wie er spüren auch andere Kinder viel mehr, als die Erwachsenen glauben. Wir alle haben »Antennen«, so wie Daniel. Sie sitzen im Gehirn. Man nennt sie Spiegelneuronen.

Gesunde Kinder spüren, dass etwas nicht in Ordnung ist!

Kinder sind stets in das Leben und die Krankheiten ihrer Eltern involviert. Was sowohl gute als auch schlechte Seiten hat. Doch weil wir uns so sehr wünschen, die Kinder nicht zu belasten, bilden wir uns manchmal ein, unsere Krankheit vor ihnen verbergen zu können.
In einer vom Verschweigen geprägten Realität versuchen Kinder, Bruchstücke aufzusammeln und zu einem sinnvollen Bild zusammenzusetzen. Es liegt in ihrer Natur, nach Zusammenhängen zu suchen:
Was ist es, das ich spüre? Was geschieht da gerade? Was sagt meine Mutter? Was sagen die anderen? Wie hängt das alles zusammen?
In unserem Gehirn befinden sich einige ganz besondere Nervenzellen, sogenannte Spiegelneuronen, die das auffangen, was in einem anderen Menschen vor sich geht.
Es kann schwierig sein, sich von den Schwingungen abzugrenzen, die psychische Unruhe auslösen. Viele Kinder erleben, dass sie sich beinahe auf derselben »Wellenlänge« wie ihre kranken Eltern befinden.
Wir müssen den Kindern zu unterscheiden helfen, welche Gefühle zu den Eltern und welche zu ihnen selbst gehören. Wenn sie alle Puzzleteile bekommen, fällt ihnen diese Unterscheidung leichter.
Die Fähigkeit, sich in die Gefühle anderer Menschen hineinzuversetzen – Empathie –, hängt tatsächlich mit der Wirkungsweise der Spiegelneuronen zusammen.
Viele kompetente Pädagogen und Therapeuten entstammen Familien mit psychisch belasteten Eltern. Sie sind sozusagen früh »in die Lehre gegangen«. Das Gleiche gilt für Schauspieler, Schriftsteller und andere Künstler.

Jakob kann fuchsteufelswild werden!

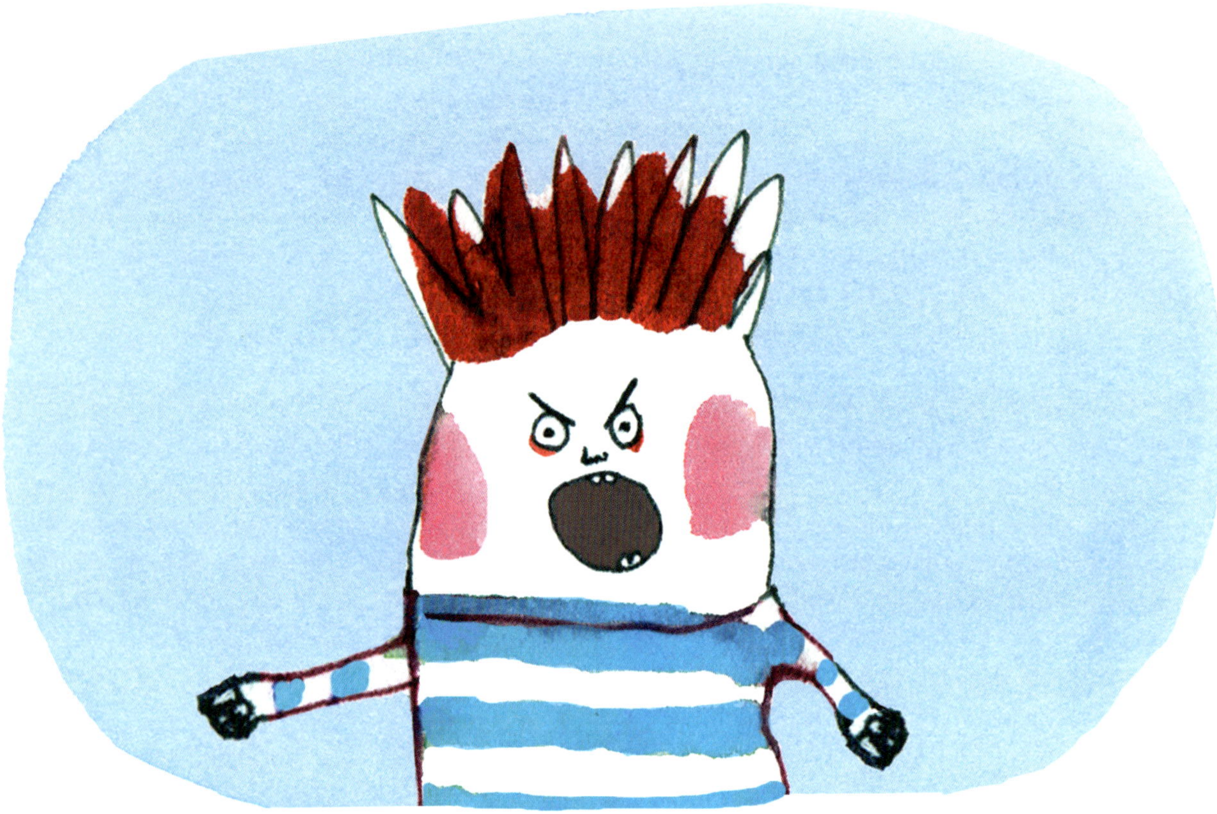

Jetzt hat sich sein Vater schon wieder ins Bett gelegt.
Dabei hatten sie doch verabredet,
dass sie zusammen Fußball spielen wollen!
Das ist doch wirklich die Höhe!!!
Es tut einfach so gut, seine Wut loszuwerden.
Worüber kannst DU wütend werden?
Oder traurig?
Und was macht DICH richtig froh?

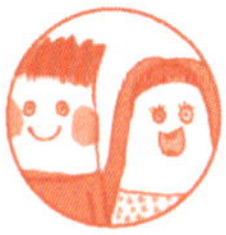

Kinder haben ein Recht auf eigene Gefühle

Auch Mia ist wütend. Sie erzählt:
»Meine Mutter fragt mir Löcher in den Bauch: *›Wie geht's dir, Mia? Willst du mir nicht sagen, worüber du nachdenkst?‹*

Sie macht sich STÄNDIG Sorgen um mich. Das ist echt nicht auszuhalten! Mir geht es irgendwie gut und schlecht zugleich. Das ist doch wohl okay, oder? Ich hab nur keine Lust, mit ihr darüber zu reden.

Aber SIE hätte mir erzählen sollen, dass sie all diese Pillen geschluckt hat! Es ist so extrem, dass sie sogar in der Schule schon darüber geredet haben!!

Trotzdem will sie nicht, dass ich wütend oder traurig werde. *›Beruhige dich!‹*, sagt sie dann. Oder: *›So schlimm ist es ja wohl auch wieder nicht!‹*

Man darf doch die Gefühle haben, die man eben hat, oder?«

Bei uns zu Haus geht's seltsam zu,
mein Vater ist traurig und still.
Hab ich denn irgendwas getan,
was ich eigentlich nicht tun will?

Ihre Stimmen sind so ernst und dumpf,
dass ich sie gerade noch hören kann.
Doch wenn ich frage, dann sagen sie nur:
Das geht dich gar nichts an.

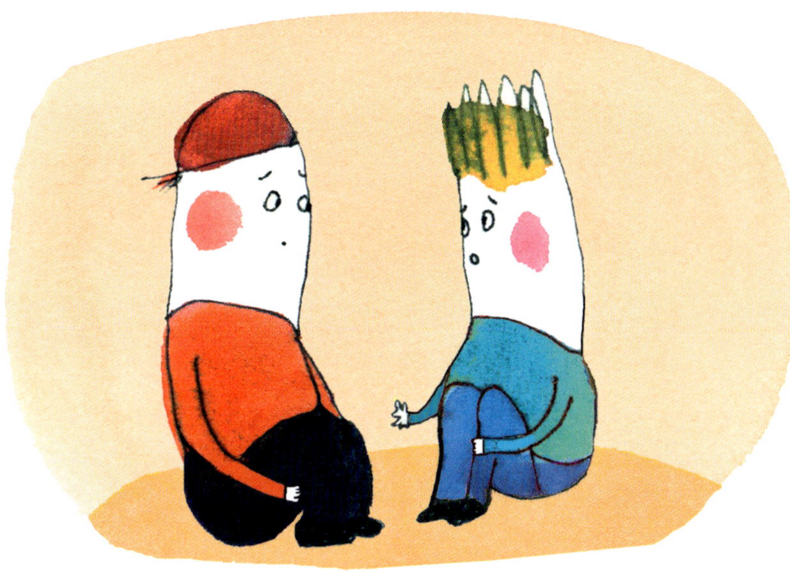

Wenn sie doch nur aufhören könnten!

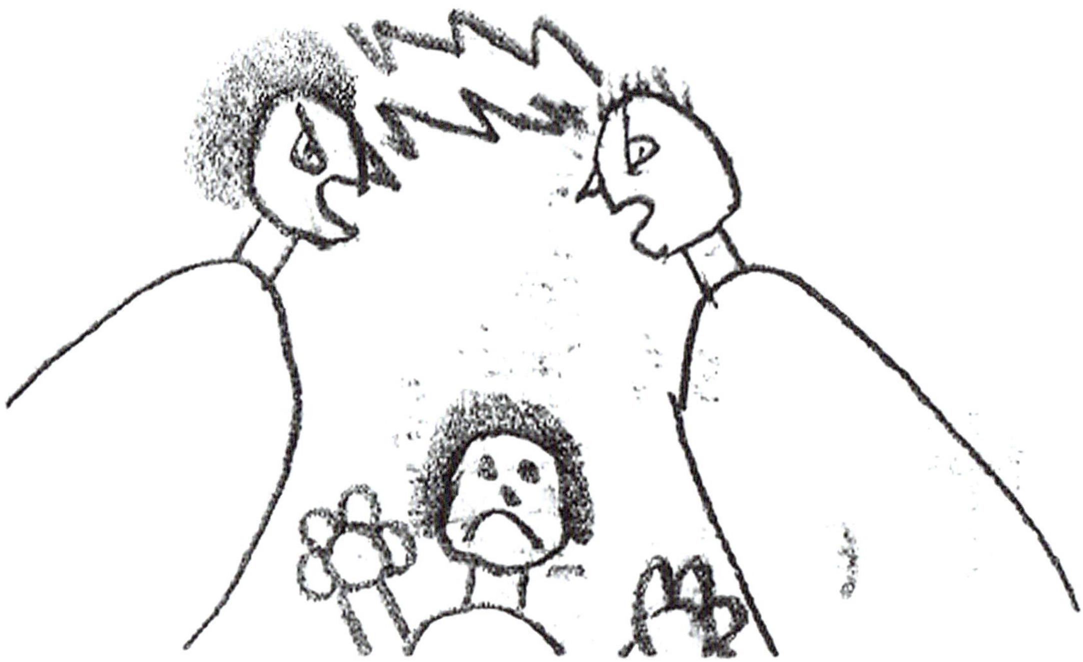

Erwachsene, die sich anschreien oder beleidigen,
sollten daran denken, dass es schrecklich
für ihre Kinder ist, ihnen zuzuhören.
Malte weiß nicht, was er machen soll.

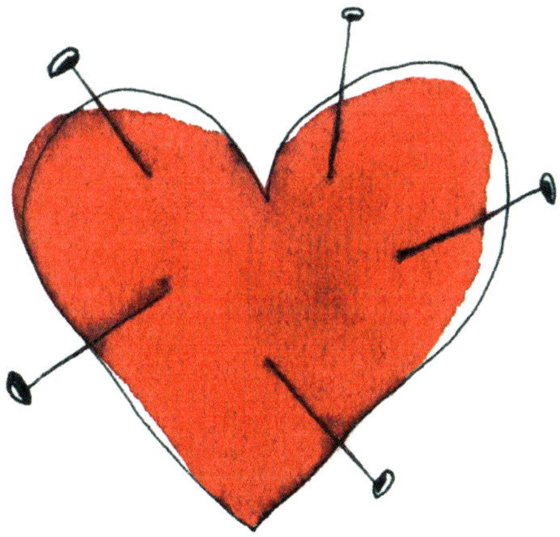

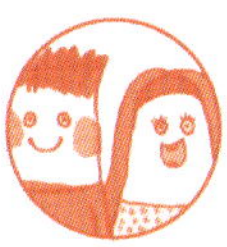

Es tut im Herzen weh

Es gibt einfach zu viele Eltern, die nicht richtig miteinander reden können. Keiner hört zu, was der andere sagt. Stattdessen bekämpfen sie sich mit Worten. Als wären sie im Krieg.

»Oft können sie sich nicht einigen, wenn es um mich geht«, erzählt Malte. *»Dann versuche ich sie dazu zu bringen, mit dem Streiten aufzuhören, aber das klappt nicht … vielleicht habe ich deshalb so starke Bauchschmerzen.«*

Die Streitereien können tatsächlich etwas mit der Angst zu tun haben, die Maltes Vater empfindet. Die Angst führt dazu, dass er aus dem geringsten Anlass wütend wird.
Doch obwohl er Angst hat, können die Erwachsenen lernen, ordentlich miteinander zu reden.

Vergiftete Atmosphäre

Manchmal schlagen die Wellen in der Familie hoch. Zum Zusammenleben gehört es dazu, dass man auch mal verschiedener Meinung oder böse aufeinander ist.
Wenn sich die Gemüter wieder beruhigt haben, können wir darüber reden, um was es eigentlich ging. Können versuchen, die Zusammenhänge zu verstehen.
Wer psychische Probleme hat, dem fällt es schwer, die richtige Balance zu halten.
Die Gefühle schwanken, die Lunte ist kurz. Man ist leicht reizbar und frustriert.
Die Stimmung zu Hause kann regelrecht ungesund sein. Vor allem für Kinder. Jedes Mal, wenn Eltern streiten oder schlecht übereinander reden, verunreinigen sie sozusagen die Luft, die ihre Kinder einatmen.

Bei manchen Kindern löst eine vergiftete Atmosphäre solchen Stress aus, dass sie Symptome wie Angst, Schlafstörungen, allergische Reaktionen oder Kopf- und Bauchschmerzen entwickeln. Auch Konzentrationsschwierigkeiten in der Schule oder in der Gemeinschaft mit anderen Kindern können die Folgen sein.
Wir müssen uns vergegenwärtigen, dass Kinder sehr viel lernen, indem sie das Verhalten ihrer Eltern beobachten. Manche ahmen deren Konfliktverhalten nach. Andere scheuen im Gegenteil jeden noch so kleinen Konflikt. Beide Muster sind ungesund. Da sie unbewusst ablaufen, kann man sie nicht kontrollieren. Darum erhöhen sie die Verwundbarkeit des Einzelnen.

Schlechte Gewohnheiten zu ändern, mag oft schwer sein. Doch mit ein wenig Hilfe ist es absolut möglich, sein Verhalten zu ändern, einander zuzuhören, die Erlebnisse, Gedanken und Gefühle der anderen zu respektieren, einen neuen Kontakt zu etablieren und »frische Luft« hereinzulassen.

Gute Nachrichten!
Man kann den Gedanken auf die Sprünge helfen – man kann gesund werden!

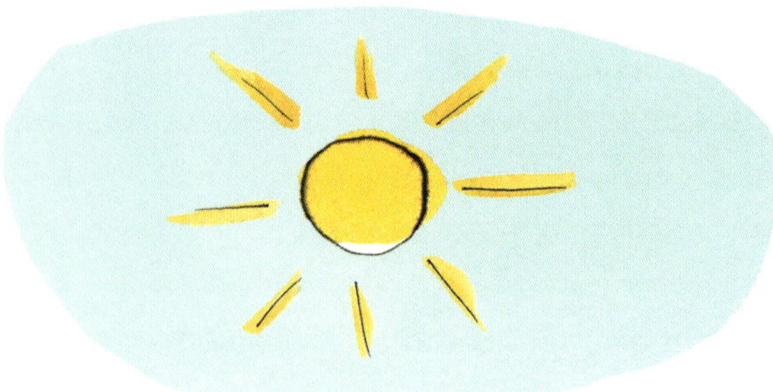

Vielen geht es schlecht im Winter,
wenn es so dunkel ist.
Eine spezielle Lichtlampe kann
trübe Gedanken aufhellen.

Wenn die Gedanken kranken,
spricht man von Depression,
treffen kann sie alle,
ob Mutter, Vater, Sohn.

Doch das Gehirn ist ja nicht dumm,
kann lernen, neu zu denken,
und Altes, Dunkles, Trauriges
in frohe Bahnen lenken.

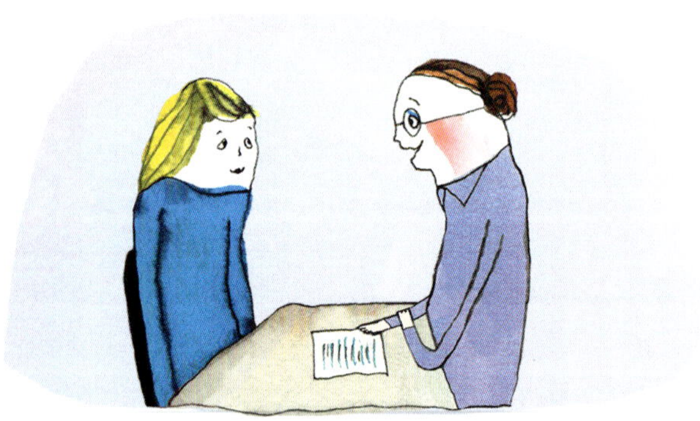

Es hilft, mit jemand zu reden,
der gut zuhören kann.
Jemand, der in der Lage ist, deine Gedanken
in die richtige Richtung zu lenken.

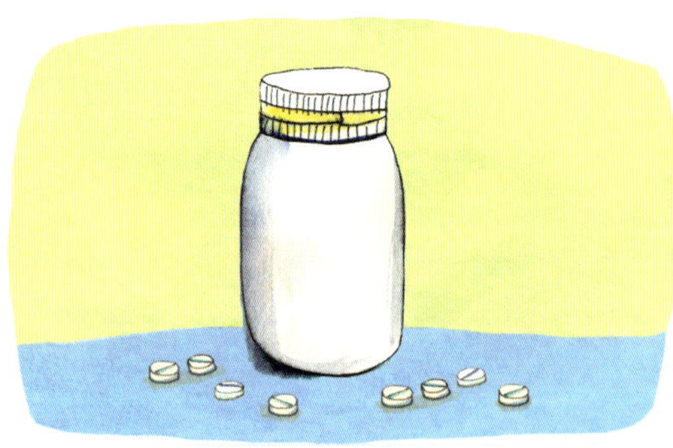

Es gibt auch verschiedene Medikamente,
die das Gehirn ins Gleichgewicht bringen und
positiven Gedanken auf die Sprünge helfen.

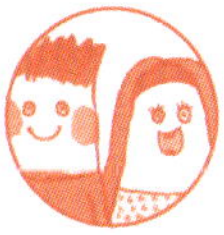

So wird man gesund

Wem es sehr schlecht geht, der sollte zuerst mit einem Arzt sprechen, um herauszufinden, woran es liegt.
Handelt es sich um eine Depression oder gibt es andere Probleme, die einem zu schaffen machen? Soll man Medikamente einnehmen oder mit einem Psychologen reden?

Wenn es einem Erwachsenen sehr, sehr schlecht geht, muss er vielleicht ins Krankenhaus, um sich behandeln zu lassen. In der Regel ist man bald wieder zu Hause.

Doch manchmal geschieht es, dass die Medizin nicht so wirkt, wie sie soll. Dann probiert der Arzt ein anderes Medikament aus. Und das braucht Zeit. Für die Familie ist es schwierig, geduldig zu bleiben und zuzusehen, wie jemand, der ihnen am Herzen liegt, sich so schlecht fühlt.

Im Krankenhaus hat der Arzt die Möglichkeit, eine Behandlung vorzunehmen, die EKT oder Elektrokrampftherapie heißt. Das bedeutet, dass man unter Betäubung ein paar elektrische Impulse durch die Nervenbahnen des Gehirns schickt. Also genauso wie man ein krankes Herz mit Stromstößen durch einen sogenannten Defibrillator behandelt. Wir wissen zwar nicht genau, woran es liegt, aber den meisten geht es danach sehr rasch besser.
Man kann es damit vergleichen, einer abgestorbenen Autobatterie neues Leben einzuhauchen.
Ganz gleich, welche Behandlung gewählt wird, kann man selbst viel dafür tun, wieder gesund zu werden. Und DAS ist für alle Menschen gesund. Auch für KINDER!

Ehrlichkeit und Offenheit schaffen Vertrauen

Kindern tut es immer gut zu wissen, welche Personen helfen und *wie* sie das tun. Angemessene Offenheit und ausreichende Wissensvermittlung geben ihnen Sicherheit. Doch was bedeutet in diesem Zusammenhang »angemessen« und »ausreichend«?
Wenn die Eltern eine Paartherapie machen, um ihre Beziehung zu verbessern, ist es eine gute Idee, ihren Kindern davon zu erzählen.
Die haben die Probleme nämlich längst bemerkt und sich Sorgen gemacht. Wenn sie wissen, dass ihre Eltern sich professionelle Hilfe gesucht haben, fällt es ihnen leichter, sich zu entspannen.
Entsprechend sollten wir den Kindern sorgsam erklären, dass es jemand gibt, der dem kranken Elternteil hilft. Sonst denken die Kinder, dass sie sich ganz allein um die kranke Mutter oder den kranken Vater kümmern müssen.

Denken Sie immer daran, dass Kinder viel mehr wahrnehmen, als wir uns vorstellen können. Und sie fragen auch nicht, wenn wir nicht von uns aus das Gespräch mit ihnen suchen.
Falls man sich bisher mit Notlügen beholfen hat, um die Kinder zu schonen, kann man beispielsweise zu ihnen sagen: *»Entschuldigt bitte! Wir dachten, es wäre das Beste für euch …«*
Natürlich muss man dabei den Erfahrungshorizont der Kinder berücksichtigen.
Was haben die Kinder bisher erlebt? Worüber werden sie sich wundern?
Was Sie erzählen, muss für die Kinder einen Sinn ergeben und ihnen helfen, die Zusammenhänge zu begreifen. Das schafft Vertrauen.

Wir wissen genau, was gesund ist – auch für das Gehirn!

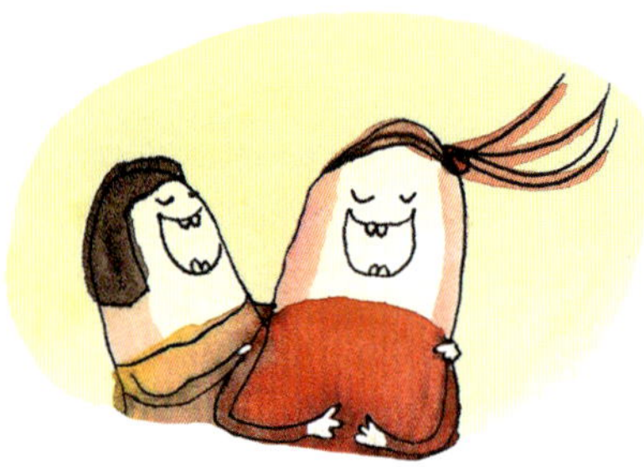
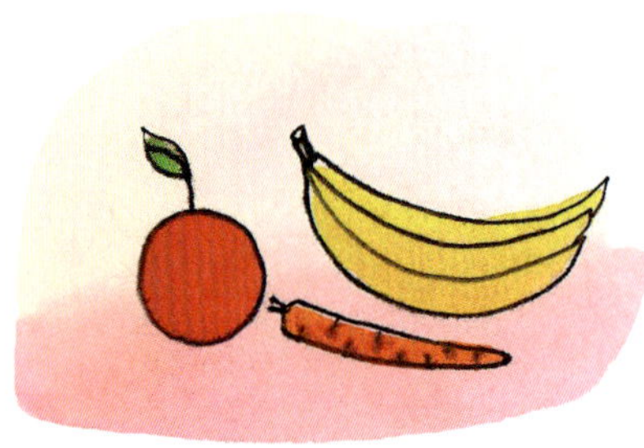
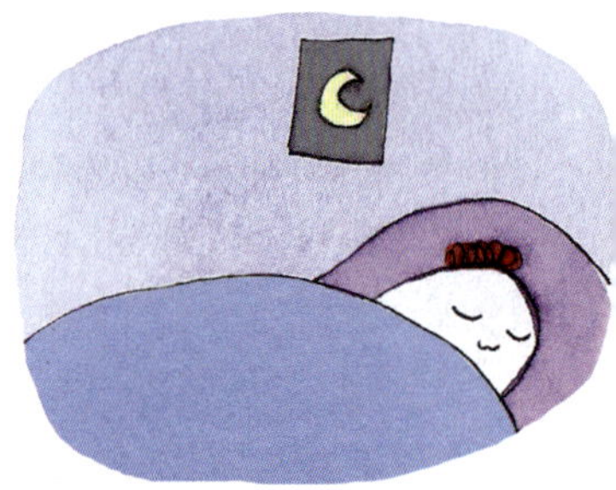
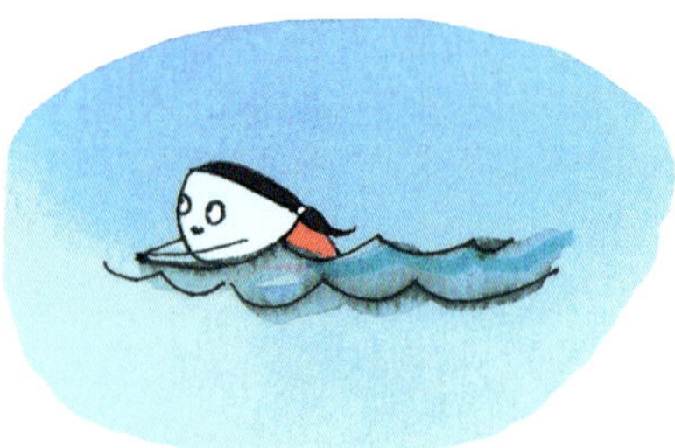
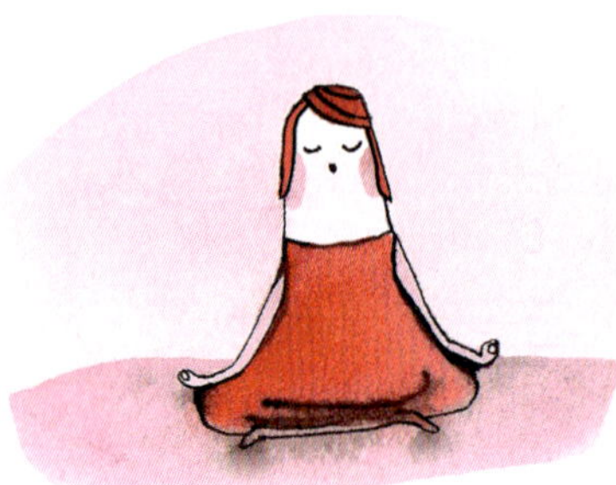
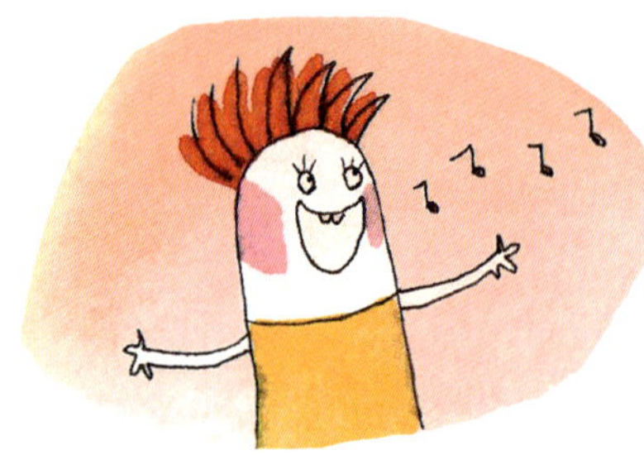

Alle diese Dinge sind wie Vitamine für das Gehirn.
Sie sind gut für Kinder.
Und sie helfen dem depressiven Gehirn,
neue, frische Gehirnzellen zu bilden!

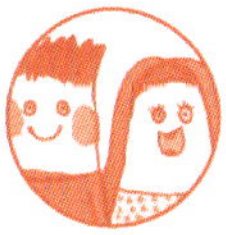

Komm her, Gesundheit! Sprich mit jemand!

Es tut der Psyche gut, sein Herz zu erleichtern und gehört zu werden. Indem wir in diesem Buch darüber reden, tun wir schon etwas für unsere Gesundheit!

Bring den Puls auf Touren. Lache und singe!

Wenn wir Sport treiben, bildet das Gehirn sowohl neue Nervenzellen als auch einige der biologischen Substanzen, die uns froh und glücklich machen. Dasselbe geschieht, wenn wir von Herzen lachen oder aus vollem Hals singen.

Tu was, das dich glücklich macht!

Es ist gut, etwas zu tun, das uns froh und glücklich macht. Jemand zu besuchen, den man gern hat. In den Wald zu gehen und die Natur zu genießen. Das Schwimmbad zu besuchen oder seine Lieblingsmusik zu hören.

Ernähre dich gesund!

Körper und Seele gehören zusammen. Es ist ganz klar, dass gesundes Essen mit den richtigen Vitaminen und Ölen wichtig für unsere psychische Gesundheit ist.

Schlaf gut!

Der nächtliche Schlaf ist für alle Menschen wichtig. Träume sind es auch. Wenn wir nicht die Ruhe bekommen, die Körper und Gehirn brauchen, gerät unsere Psyche aus dem Gleichgewicht.

Atme richtig durch!

In unserem Herzen und in tiefen Atemzügen liegt eine Quelle unserer Gesundheit. Hör gut zu und versuche es mit der Übung auf S. 56

GEMEINSCHAFT STÄRKT

Gruppen für Kinder und Jugendliche

Es ist gut, anderen zu begegnen, die ähnliche Erfahrungen gemacht haben wie man selbst. Man braucht nicht viel zu sagen – die anderen verstehen trotzdem, was man meint.

Dieses Wiedererkennen schafft Zusammenhalt und Sicherheit. Viele Kinder kommen sich oft verkehrt vor. Die Erfahrung in der Gruppe hingegen kann das Gefühl vermitteln, vollkommen in Ordnung zu sein.
Allein das Wissen, das teilen zu können, was man sonst für sich behält, schafft einen geschützten Raum.
Kinder, die sich einer Gruppe angeschlossen haben, empfehlen meist anderen, dasselbe zu tun.
Falls Kinder oder Jugendliche dies jedoch ablehnen, sollte man das respektieren.

Die Familie ist die wichtigste Gruppe

Gruppen mit Kindern und Jugendlichen sind gut. Doch man sollte sich in Erinnerung rufen, dass die Familie die wichtigste Gruppe von allen ist. Gerade hier fällt es aber vielen Eltern schwer, mit ihren Kindern über das zu sprechen, was schmerzhaft ist.
Und ganz gleich, wie gut man seine Sache als Eltern auch macht, ist es keine Schande, sich für diese Gespräche professionelle Hilfe zu holen.

Niemand hat etwas gesagt

... obwohl viele wussten, dass es Mama richtig schlecht ging.

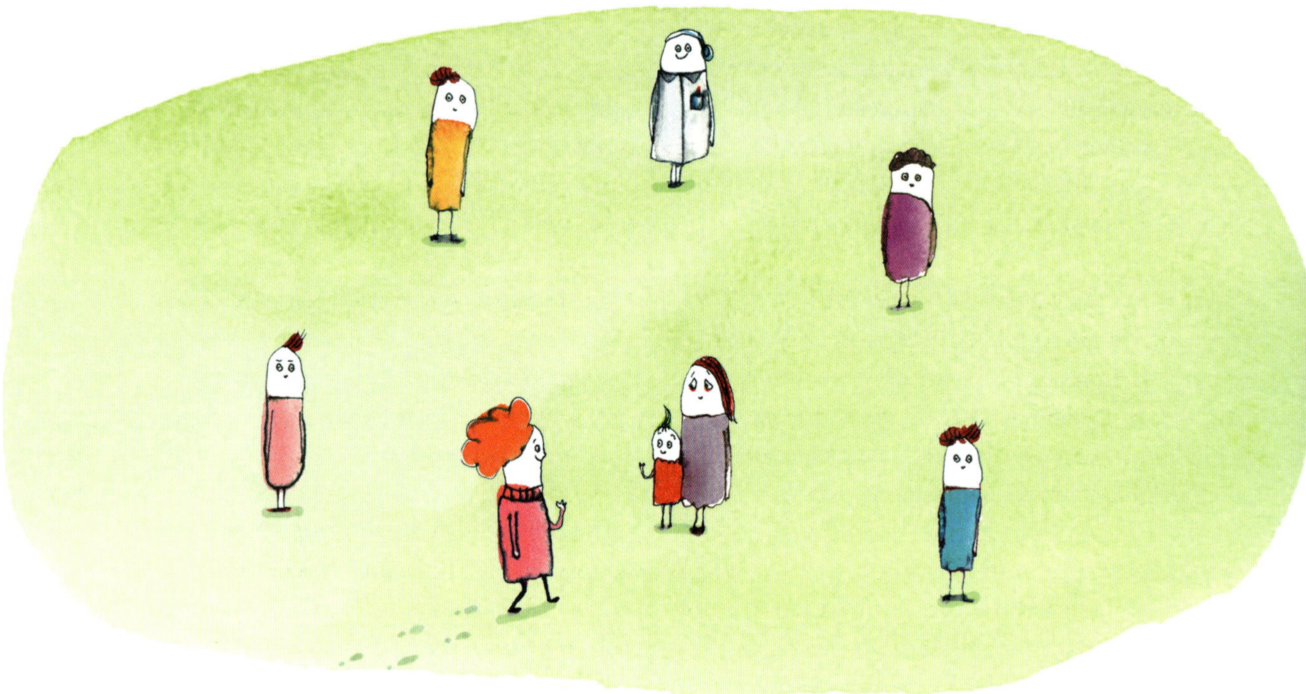

Aber schau mal – es gibt doch jemand,
der mit ihnen reden will!

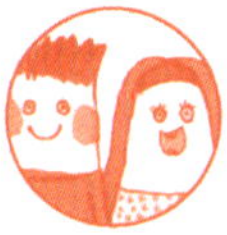

Sag doch was!

Anna erzählt:
Lange Zeit hat niemand ein Wort zu mir gesagt. Und ich habe auch niemand was erzählt. Nicht mal meinen Freundinnen. Was hätte ich denn sagen sollen?
Man erzählt ja nicht überall herum, dass der eigene Vater schon seit Wochen im Bett liegt, ohne dass ihm etwas fehlt. *»Das ist psychisch«*, habe ich meine Mutter sagen hören. Vermutlich eine Depression. Er bringt nicht mal die Energie auf, sich zu waschen.

Doch eines Tages kam meine Lehrerin und sagte: *»Anna, ich habe in letzter Zeit öfter an dich gedacht ... Ich weiß, dass dein Vater krank ist. Wir geht es DIR damit?«*
Sie legte mir die Hand auf den Rücken. Das war schön. Ich habe angefangen zu weinen. Dann hat sie mir erzählt, dass auch ihr Bruder mal eine Depression hatte. Das sei eine sehr schwere Zeit gewesen, auch für seine Kinder.
»Wie heißen seine Kinder?«, fragte ich.
»Mit denen würde ich gerne mal reden.«

In der Themenwoche der vierten Klasse geht es ums Leben in der Familie. Sie reden darüber, wie Kinder es merken können, wenn es den Erwachsenen nicht gut geht. Die Lehrerin erzählt, dass es in jeder vierten oder fünften Familie jemand mit psychischen Problemen gibt. DAS haben die Kinder nicht gewusst!

Aber was sagt man nur?

Was sagt man zu jemand, der psychisch krank ist?
Tja. Man könnte sie oder ihn vielleicht fragen:
»Wie sollen sich andere am besten verhalten, wenn du erregt und völlig außer dir bist?«
Oder: *»Was sagt man zu jemand, der seine Haare verloren hat?«*
Für zwischenmenschlichen Kontakt gelten stets dieselben Regeln. Auch wenn man mit einem Menschen spricht, der sehr unruhig und unsicher ist. Wenn man es mit einer Mischung aus Glaubwürdigkeit und Respekt versucht, kann nicht so viel schiefgehen. Vor allem Menschen, die sehr unsicher und empfindlich sind, benötigen diese Qualitäten in zwischenmenschlichen Kontakten.

Wenn man nicht genau weiß, was man sagen soll, kann man seine Unsicherheit zum Ausdruck bringen. Damit wird man glaubwürdig.
Man könnte zum Beispiel sagen: *»Maria, ich weiß, dass du mit psychischen Problemen zu kämpfen hast, aber ich bin unsicher, ob ich dich darauf ansprechen darf.«*
DAS zeugt von Respekt.
Wenn es in Ordnung ist, darüber zu reden, und man erfährt, dass die Lage sehr schlimm ist, kann man entgegnen:
»Was ist mit Sara? Habt ihr einmal mit ihr über die ganze Sache gesprochen?« Pause.
»Sie wird sich bestimmt Sorgen machen, wenn es dir so schlecht geht …« Pause.
»Gibt es irgendetwas, das ich für euch tun kann?«

Manche Erwachsene wissen nicht, was sie sagen sollen …

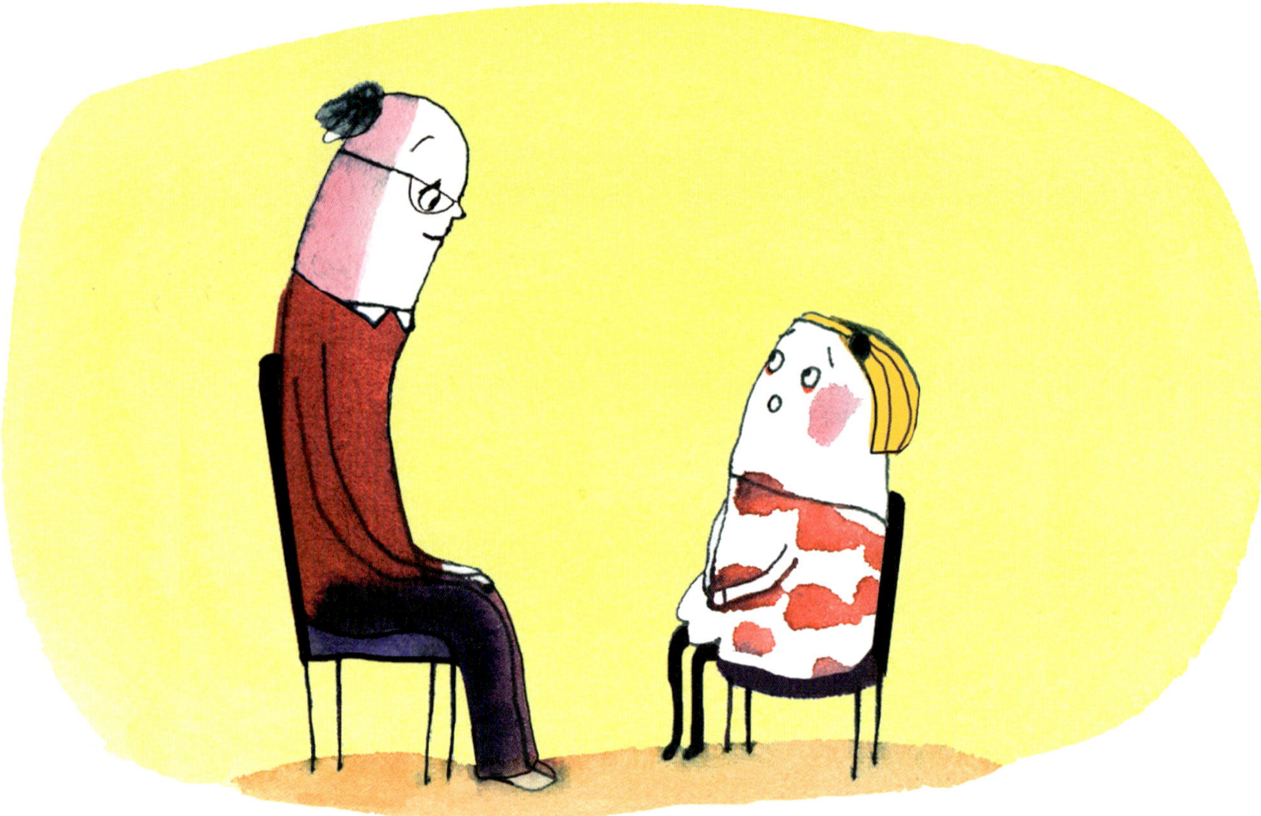

Obwohl sie erwachsen sind, werden sie unsicher.
Vielleicht haben sie Angst davor, die Kinder traurig zu machen.
Manche Erwachsene stellen viel zu viele Fragen.
Wenn sie doch nur sie selbst wären und offen und ehrlich sprechen würden.

Ein guter Kontakt
hat drei Seiten

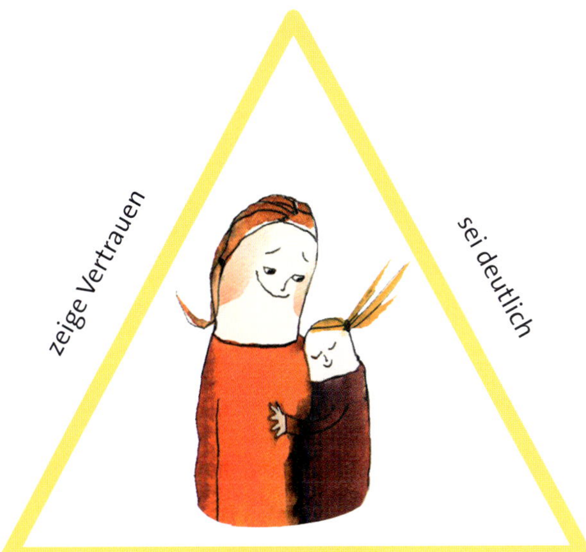

sei gegenwärtig

Gute Gespräche über schwierige Themen

Es wird viel über schwierige Gespräche geschrieben. In diesem kleinen Buch soll es hingegen um einige wenige, aber wichtige Schwerpunkte gehen. Beispielsweise um gute Gespräche über schwierige Themen.
Das Kontaktdreieck zur Linken hat drei Seiten, die alle gleich wichtig sind, um einen guten Kontakt zu etablieren. Falls der Kontakt nicht glückt, liegt es vermutlich daran, dass mindestens eine dieser Seiten nicht ausreichend berücksichtigt wurde.

GEGENWÄRTIGKEIT ist eine Qualität, von der in unserer hektischen Zeit viel die Rede ist. Gegenwärtig sind wir, wenn wir aufmerksam und mit offenem Herzen zuhören können. Wenn wir in uns ruhen und in der Lage sind, uns in Gesprächen auf das Wesentliche zu konzentrieren. Wenn wir nicht abgelenkt sind oder bestimmte Ziele verfolgen. Wenn wir uns den Dingen an sich widmen, statt sie beurteilen und verändern zu wollen.

DEUTLICHKEIT heißt, mit offenen Karten zu spielen. Was weiß ich? Woher weiß ich es? Was weiß ich nicht? Was mich beschäftigt, teile ich mit demjenigen, mit dem ich zusammen bin. Außerdem mache ich deutlich, was meine Gedanken, meine Fantasien und meine Vorstellungen sind. Das erfordert sowohl den Mut, sich deutlich auszudrücken als auch schweigen zu können. Auch eine Pause kann ein deutliches Signal sein. Ruhiges Atmen gibt ihm seinen eigenen Wert. Gute Pausen stärken die Gegenwärtigkeit.

Kinder wie Eltern kennen das Gefühl, sich unzulänglich und unsicher zu fühlen. Wir alle haben das Bedürfnis, dass jemand unsere Liebe, unsere guten Absichten und unseren Wunsch anerkennt, eine gesunde Familie zu sein. VERTRAUEN, FREUNDLICHKEIT UND ANERKENNUNG müssen ganz und gar aufrichtig sein, damit sie von anderen wahrgenommen werden.

Es tut gut, über das Ganze zu reden

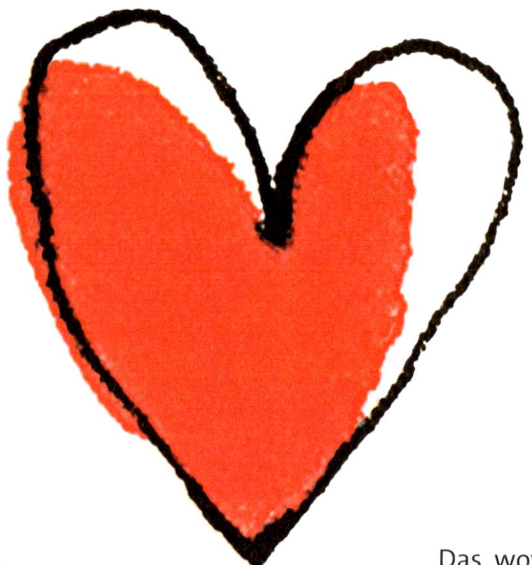
Das, was man nicht wusste
Das gute Leben
Das, was man wissen sollte
Freunde
Das, was einen traurig macht
Familie
Das, was man vermisst
Liebe
Das, was einen zornig macht
Glaube
Hoffnung
Das, wovor man Angst hat
Das, was einen froh macht

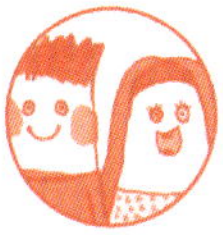

Guter Rat für Erwachsene

Woran liegt es, dass manche Erwachsene besonders gut darin sind, über komplizierte Dinge zu reden?

Hör zu:

Michael, 9 Jahre alt, sagt:
»Ich finde, mit einigen Erwachsenen kann man gut reden, weil sie ruhig sind und sich nicht sauer anhören.«

Julia, 16 Jahre alt, sagt:
»Man soll spüren, dass sie sich Zeit nehmen. Außerdem sollen sie nicht so tun, als wüssten sie alles. Immer eins nach dem anderen.«

Sofie, 13 Jahre alt, sagt:
»Man kann gut mit denjenigen reden, die gut zuhören können.«

Emanuel, 14 Jahre alt, sagt:
»Am besten geht es mit denjenigen, die glauben, dass Kinder vielleicht etwas wissen, das Erwachsene nicht wissen.«

Matthias, 12 Jahre alt, sagt:
»Es ist gut, wenn sie begreifen, dass man traurig sein kann, auch wenn man sich dumm benimmt. Gar nicht gut ist es, wenn man ausgeschimpft wird, obwohl man traurig ist.«

Madeleine, 5 Jahre alt, sagt:
»Es ist doof, wenn sie sagen, dass ich zu klein bin, um es zu verstehen. Ich verstehe es wohl!«

Vom und zum Herzen sprechen

Wenn Sie mit Kindern über die Themen dieses Buches sprechen, sollten Sie sich ein wenig mehr von Ihrem Herzen als von Ihrem Gehirn leiten lassen. Es geht um die richtige Balance aus lesen, erzählen, laut denken und zuhören. Seien Sie offen und bereit, auf die Assoziationen der Kinder einzugehen. Vielleicht bergen gerade sie entscheidende Hinweise.
Seien Sie wie ein Gummiband. Kehren Sie im richtigen Moment zum Thema zurück und bringen Sie das Wesentliche zur Sprache, von dem die Kinder nicht wussten, dass man darüber überhaupt reden kann.

Falls Sie selbst über schmerzliche (Kindheits-)Erfahrungen verfügen, können Sie diese den Kindern gern anvertrauen. Damit geben Sie ihnen überdies ein Beispiel, dass es möglich ist, eine schwierige Kindheit zu überwinden. Seien Sie jedoch vorsichtig, wenn es sich um ein Thema handelt, das Sie selbst noch nicht ausreichend bearbeitet haben. Denn damit würden Sie riskieren, die Situation der Kinder und der Familie zu sehr im Lichte ihrer eigenen Geschichte zu sehen.
Und es kann passieren, dass die Kinder am Ende mehr mit Ihnen als mit der eigenen Familie beschäftigt sind. Und das war schließlich nicht der Sinn der Sache ;-)

Wenn Sie unsicher sind, was Sie sagen sollen, hören Sie in sich hinein und vertrauen Sie Ihrem Herzen. Spüren Sie Ihren Atem und warten Sie auf das, was in Ihnen aufsteigt.
Wenn Musiker über ein Thema improvisieren, hören sie ebenso auf sich selbst wie auf andere. Kann Sie das inspirieren?

Gute Gespräche sind wie eine gute Melodie

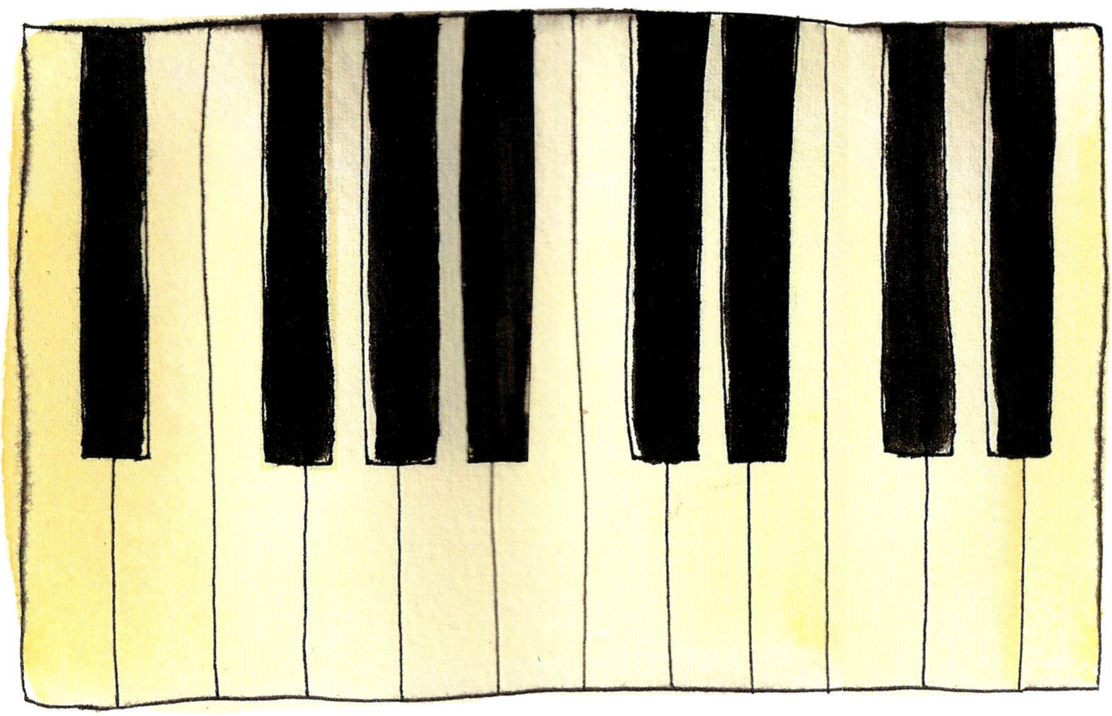

Melodien gibt es in Dur und Moll.
Weißt du, was Dur und Moll bedeutet?
Dur-Melodien sind fröhlich und Moll-Melodien sind traurig.
Wenn du jemand kennst, der Klavier spielt,
dann kannst du den Unterschied hören.
Wenn Menschen miteinander reden, geschieht das auch
in verschiedenen Stimmungen.

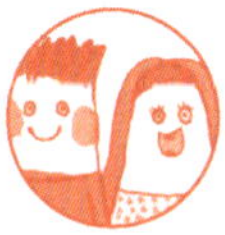

So lange es nur den Kindern gut geht

Meine Eltern sind der Meinung, dass man mit Kindern nicht über traurige Dinge reden soll. Sie finden es schlimm, wenn Kinder weinen, und noch schlimmer, wenn Kinder mitbekommen, dass Erwachsene weinen!

Aber es ist doch wohl besser, zusammen mit seinen Eltern traurig zu sein, als nachts wach zu liegen und allein in sein Kissen zu weinen?
Das Ganze wird doch nicht schlimmer, wenn man weint.
Und das Weinen hört ja auch wieder auf!

Außerdem gibt es ja wohl niemand, der immerzu glücklich ist. Das kann ich mir jedenfalls nicht vorstellen. Wenn es so aussieht, dann tut der- oder diejenige nur so. Aber das gibt es bestimmt ...
Ich habe zum Beispiel eine Freundin, die mir erzählt hat, dass ihre Eltern sich zu Hause regelrecht prügeln! Doch wenn sie mit irgendwelchen anderen Leuten reden, dann lächeln sie und tun so, als sei alles in bester Ordnung.

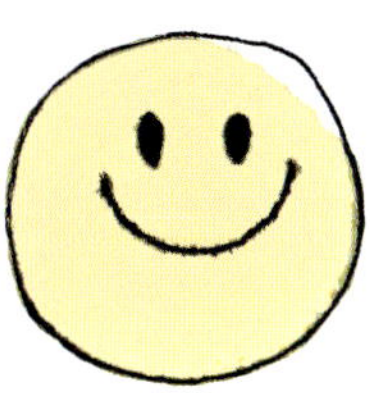

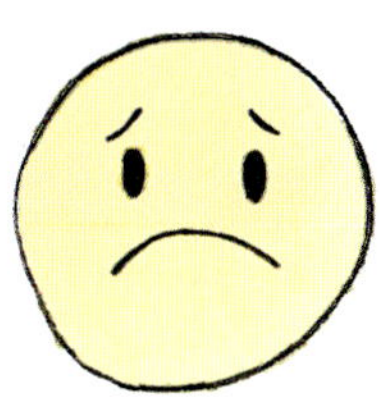

Eine Gemeinschaft, die das Leben und den Tod mit einschließt

Eines soll an dieser Stelle nicht unerwähnt bleiben, obwohl es verlockend ist, dieses Thema zu überspringen. Es ist furchtbar zu erfahren, wenn ein anderer Mensch – vielleicht eine Mutter oder ein Vater – freiwillig aus dem Leben geschieden ist und sein Kind zurückgelassen hat. Die Vorstellung, dass Kinder von solch einem harten Schicksal getroffen werden, ist fast unerträglich. Müssen Sie unbedingt die Wahrheit erfahren? Das fragen wir uns manchmal, wenn so etwas geschieht.

Es gibt nur eine Antwort:
Ja, denn Kinder haben ein Recht auf vertrauenswürdige Erwachsene. Kinder brauchen das Gefühl, einer Gemeinschaft anzugehören, die Trauer, Zorn und Ohnmacht miteinander teilt.
Kinder werden nie alt genug, um den Schmerz zu ertragen. Doch sie sind stets alt genug, um Schuld zu empfinden sowie das Gefühl, von den Lebenden allein gelassen zu werden. Die Erwachsenen sind dafür verantwortlich, inwieweit es dem Kind gelingt, die Wunde heilen zu lassen und das Vertrauen in andere Menschen wiederherzustellen.

Wir bewegen uns hier auf wackligem Boden. Doch Kinder sind auf Erwachsene angewiesen, die den Mut haben, gemeinsam mit den Kindern in der Realität zu leben. So viele Kinder, die heute erwachsen sind, haben das genaue Gegenteil erlebt. Sie wurden alleingelassen – auch von den Lebenden.

Man kann sich keine Symphonie vorstellen, die nur aus Moll-Akkorden besteht. Wir haben das Bedürfnis, aus der bedrückenden Trauer befreit zu werden – auch im Zusammenleben mit unseren Nächsten. Wenn wir zu lange in bedrückter Stimmung verharren, sind uns die Kinder oft eine große Hilfe. Sie bringen Licht in unseren trüben Alltag. Wir selbst können den Ton anschlagen, der den Kindern signalisiert, dass wir Vertrauen haben. Vertrauen in die Veränderung und das gute Leben.

Wir passen aufeinander auf

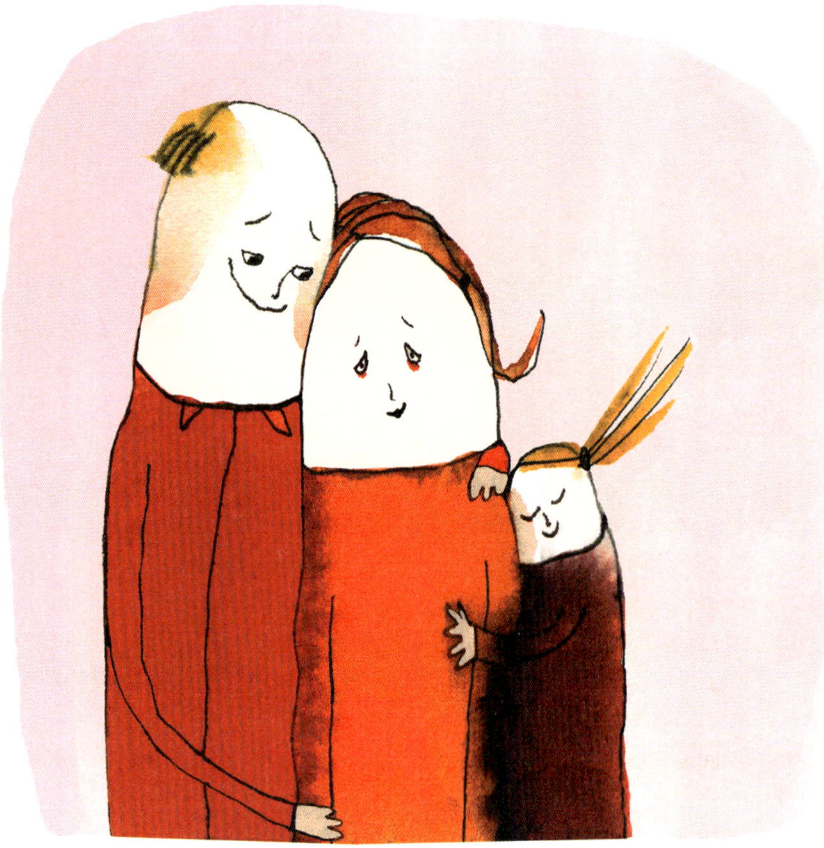

Der Mama geht es gar nicht gut,
das merken wir schon lange,
obwohl wir alles für sie tun,
ist ihr oft angst und bange.

Manchmal schämen wir uns fast,
wegen all des Schweren,
doch trotzdem wollen wir gewiss
die Mama nie entbehren.

Zum Glück gibt es da jemand,
der Mama unterstützt,
und der uns ganz genau erklärt,
dass unsere Liebe nützt.

Das gibt uns neue Hoffnung,
und auch ganz viel Kraft,
dass unsere Familie
es gemeinsam schafft.

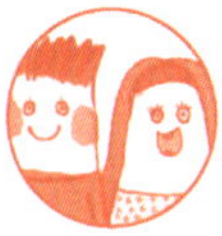

Psychische Unruhe ist ansteckend

Wenn ein Familienmitglied leidet, hat dies – im Guten wie im Schlechten – Einfluss auf alle anderen Familienmitglieder.
Im Guten, weil wir spüren, dass wir füreinander wichtig sind.
Im Schlechten, weil es schwierig sein kann, sich von den Gefühlen der anderen freizumachen.
Unsere Gehirne machen einander nach. Das geschieht ohne unser Wissen. Darum verspüren alle Familienmitglieder eine gewisse Unruhe – ein gemeinsames Unbehagen. Es ist, als würde sich jeder Einzelne »verkehrt« vorkommen.
Man kann lernen, sich gegen die Unruhe zu wappnen, die von einem anderen Menschen ausgeht.
DENN ES IST JA NICHT DEINE EIGENE UNRUHE!

Man kann verschiedene Dinge tun:

- ab und zu weggehen,
- richtig durchatmen und auf sein eigenes Herz hören,
- nach draußen gehen und spielen,
- mit Kopfhörern Musik hören,
- ein schönes Bad nehmen,
- schwimmen,
- spielen, tanzen, springen und singen,
- seinen Gott um Hilfe bitten,
- sich mit positiven Gedanken beschäftigen,
- jemand finden, der zuhören und verstehen will.

Verbundenheit und gute Grenzen

Das Schöne an Kindern ist, dass sie sich an die Menschen binden, die sich um sie kümmern. Das geschieht von dem Augenblick an, in dem ein Kind jemanden in den Arm gelegt wird.
Kinder vertrauen sich uns an und machen ihre Erfahrungen damit. Vertrauen ist für die gesunde Entwicklung und Persönlichkeitsbildung eines Kindes von grundlegender Bedeutung.
Ebenso wichtig wie vertrauensvolle Zuwendung ist eine gesunde Abgrenzung zwischen Kind und Erwachsenem. Der Erwachsene ist zum einen dafür verantwortlich, eigene Grenzen zu setzen, und zum anderen, die des Kindes zu respektieren. Er muss dem Kind den Glauben daran vermitteln, dass es sein Leben eigenständig führen kann, dabei jedoch stets unterstützt wird.

Deine und meine Gefühle

Kinder wie Erwachsene können sich darin üben, mit den eigenen Gefühlen in Kontakt zu kommen. Wer seine eigenen Gefühle kennt, der kann sie leichter von denen anderer unterscheiden.
Erwachsene können dabei helfen, indem sie die Gefühle des Kindes »spiegeln«. Zeigen Sie dem Kind durch Stimme und Mimik, dass Sie es sehen, wahrnehmen und verstehen:
»Du Arme, was musst du für eine Angst gehabt haben!«
»Ich kann sehr gut verstehen, wie traurig dich das macht!«
Sie können ihm auch gern von Ihren eigenen Gefühlen erzählen:
»Es tut mir leid, dass ich mit dir geschimpft habe. Das lag sicher auch daran, dass ich so müde war. Entschuldige bitte.«

Ein paar Ideen für bessere Gespräche

Sehen Sie sich diese Gesichter an oder malen Sie sie selbst. Sprechen Sie darüber, inwieweit Sie die verschiedenen Launen und Gefühle bei sich selbst wiedererkennen.

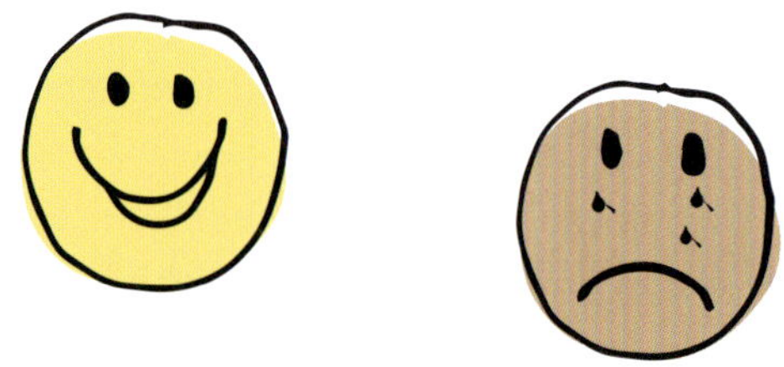

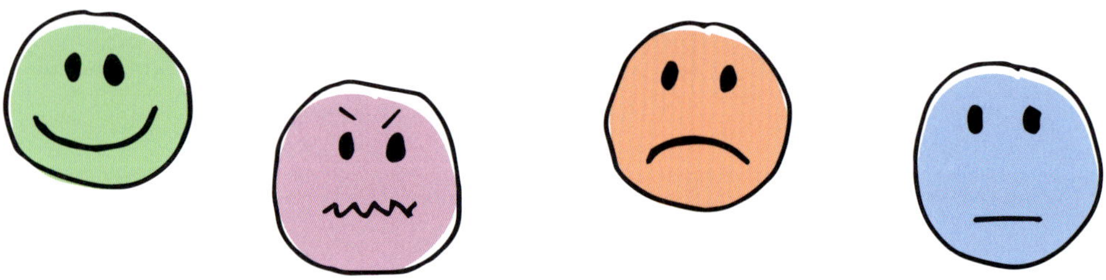

Man kann die Größe der Energie und Freude bei jedem Familienmitglied zeichnen. Jeder tut das für sich selbst. Klein oder groß. Das vermittelt Kindern ein klares Bild, wie groß die Kreise sind, die ihre Eltern für sich selbst zeichnen, und wie groß diese im Verhältnis zu denen ihrer Kinder sind.

Wenn Kinder und Erwachsene zusammen zeichnen, machen sie die Erfahrung, dass sie gesehen werden und Zusammenhänge sehen.

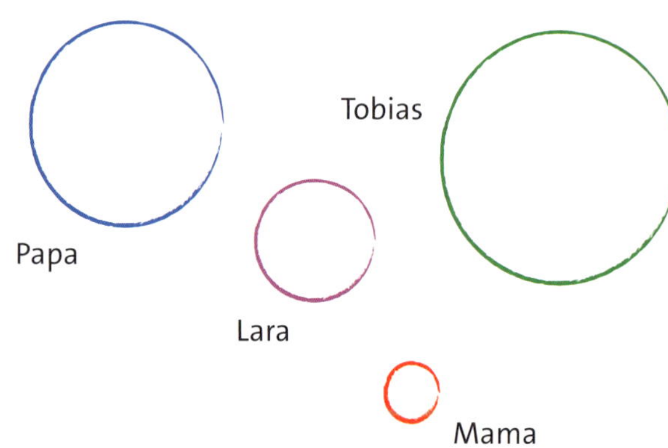

Zeichnen Sie ein Säulendiagramm mit 8 bis 10 Säulen und geben Sie jeder Säule ein Thema, z. B. Schule, Mama, Papa, ich, meine Schwester, Reiten etc.

Lassen Sie nun jedes Kind die Säulen ausfüllen. Entscheidend ist dabei, wie sie die Laune bei sich und anderen in Bezug auf dieses Thema empfinden und wie sie ihre eigene Freude an den unterschiedlichen Aktivitäten einschätzen. Die Skala von 0 bis 10 dürfte jedem Kind vertraut sein.

Die Ergebnisse sind nicht so wichtig. Es geht vor allem darum, dass die Kinder sich engagieren und Kontakt zu dem bekommen, was für sie wichtig ist.

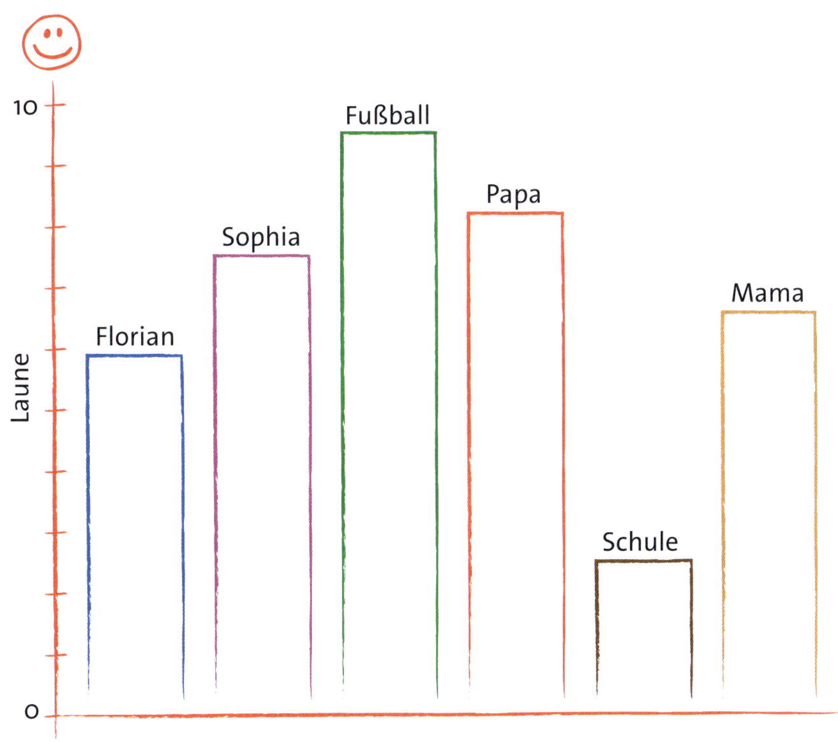

Innere Ruhe – eine Übung

Jedem tut es gut, innerlich zur Ruhe zu kommen. Folgende Übung ist ein gutes Mittel gegen innere Unruhe und Stress. Sie bringt uns zu uns selbst, wenn sich unsere Gefühle und Gedanken im Ungleichgewicht befinden. Auf diese Weise kann man trainieren, selbst in Gegenwart eines unruhigen Menschen die Ruhe zu bewahren.
Lies den Text im Stillen und folge seinen Anweisungen.

Setz dich so hin, dass es für dich bequem ist. Achte darauf, welche Haltung deine Beine und dein Rücken einnehmen. Dein Po und deine Füße. Entspanne Schultern und Bauch und atme ein paar Mal tief durch.

Lies langsam weiter, während du ein- und ausatmest. Achte während des Lesens darauf, ob im Raum irgendwelche Geräusche zu hören sind. Nimm diese Geräusche zur Kenntnis, ohne etwas verändern zu wollen.

Stell dir vor, dass du einfach dasitzt und deinen eigenen Platz hast, an dem niemand deine ruhige Atmung stört. Wenn keine Geräusche zu hören sind, dann lauschst du der Stille. Spürst unablässig deine Atemzüge. Ganz ruhig geht dein Atem für mehrere Minuten. In deinem eigenen Tempo atmest du ein, in deinem eigenen Tempo atmest du aus.

Wenn du bemerkst, dass deine Gedanken abschweifen wollen, bittest du sie freundlich, nur auf die Geräusche oder die Stille und deinen eigenen Atem zu achten.
Fahre fort, langsam ein- und auszuatmen.

Denk daran, dass du ganz bei dir selbst bist. Dein Körper, deine Gedanken und deine Gefühle gehören dir. Du kannst eine Grenze setzen, die dich beschützt – auch vor der Unruhe anderer.

Versuche jetzt, dich an ein unangenehmes Erlebnis zu erinnern, das du mit einem Menschen hattest, der sehr unruhig war. Vielleicht ist es sehr laut geworden. Vielleicht habt ihr euch beschimpft. Vielleicht war es ganz still. Vielleicht hattest du Angst oder warst betrübt. Oder es geschah etwas ganz anderes.

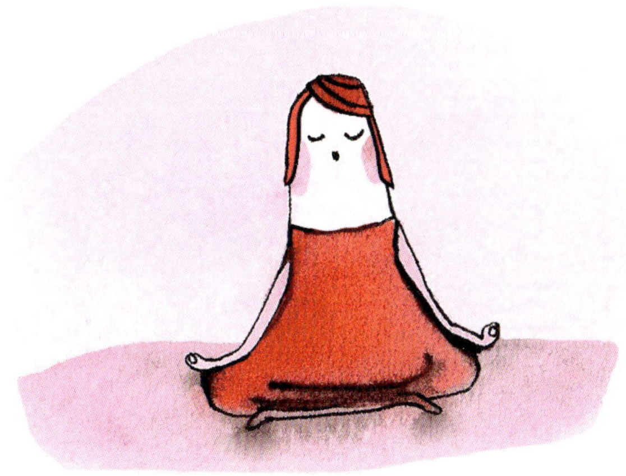

Erinnert sich dein Körper daran, wie er sich damals fühlte?
Registrierst du andere Dinge?
Auf der Haut? Im Magen? Im Hals? Woanders?
Wenn nicht, ist das völlig in Ordnung.

Versuche diese Erfahrung jetzt so zu betrachten, als wäre sie auf eine Tafel gezeichnet worden. Während du die Tafel betrachtest, registrierst du, wie du langsam ein- und ausatmest. Du spürst deinen Herzschlag.

Nimm dir viel Zeit. Wenn du magst, schließ die Augen.

Denke wieder daran, dass die Erfahrung nur eine Erfahrung war.
Etwas, das außerhalb von dir geschehen ist.
Du bist in der Lage, unabhängig von äußeren Einflüssen deine innere Ruhe zu bewahren.
Du hast dein eigenes Herz, deinen eigenen Atem und dein eigenes Leben.
Du bist genau richtig, so wie du bist.
Schenke dir selbst ein Lächeln.

Lenke die Aufmerksamkeit auf deinen Atem.

Erneut lauschst du im Stillen deinen Gedanken. Es herrscht vollkommene Ruhe. Jedes Mal, wenn sich Gedanken einschleichen, die diese Ruhe beeinträchtigen, richtest du deine Aufmerksamkeit wieder ganz auf deine Atmung. Mach so lange weiter, wie du willst.

Wenn du diese Übung regelmäßig machst, kannst du mithilfe deines Atems immer mehr zu innerem Frieden finden.

Schenk der Welt ein Lächeln

Alle Geschichten sollten gut enden. Auch diese.
Die folgende Geschichte handelt davon,
warum Menschen lächeln können.
Die Geschichte erzählt ihr selbst –
ihr, die ihr hier zusammensitzt.

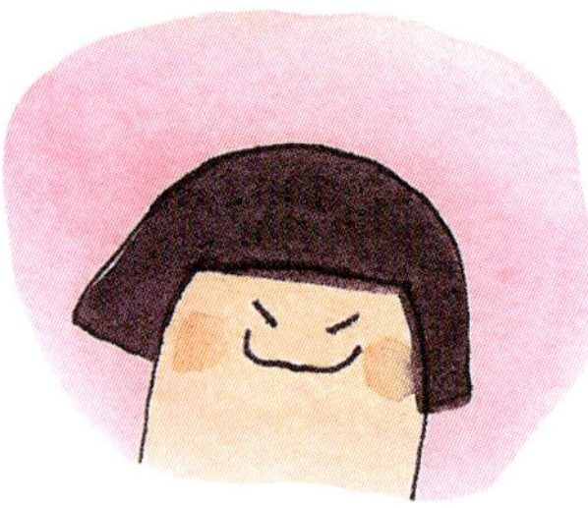

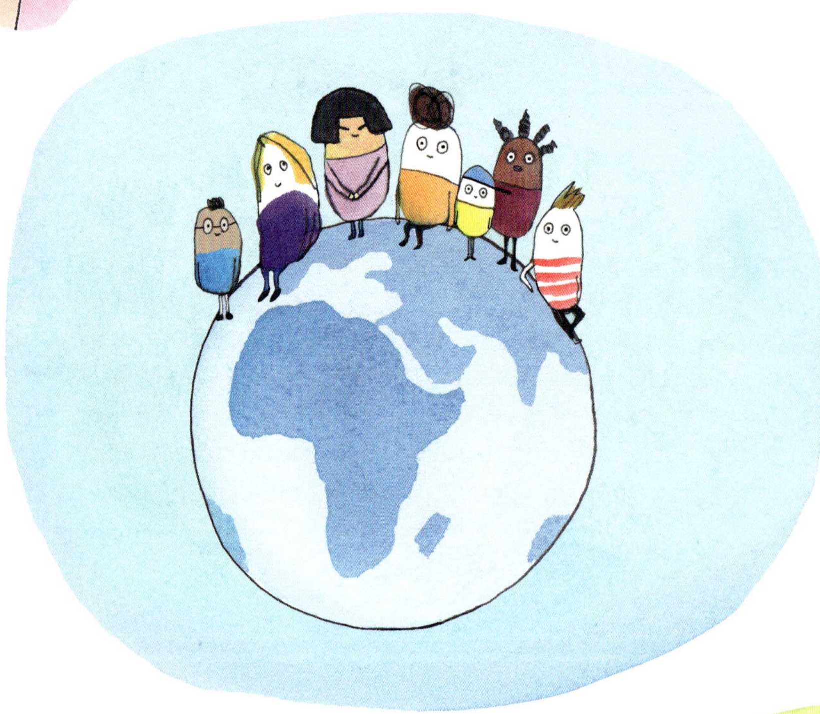

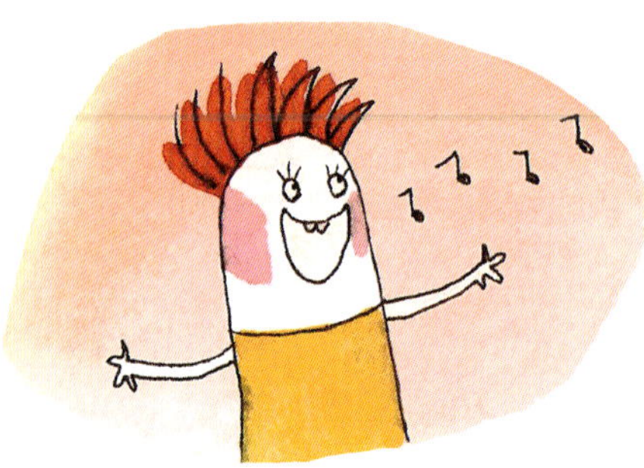

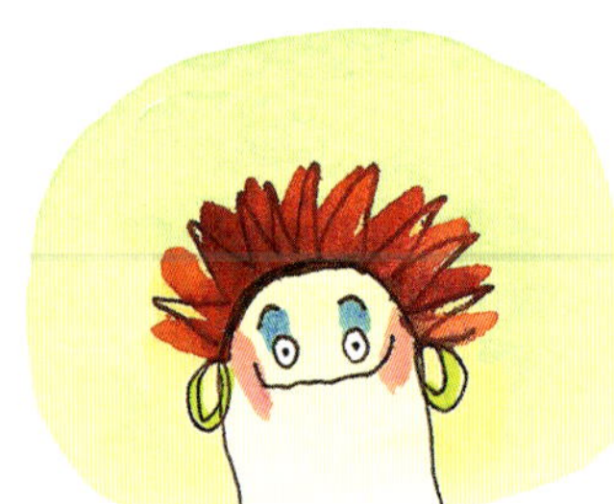

Und die geht so:
Ihr wählt jemanden aus, der anfängt.
Abwechselnd kommt nämlich immer jemand dran, der von allen anderen angelächelt wird.
Alle kommen an die Reihe.
Also, wer will anfangen? Du? Okay. Jetzt schließt du die Augen und wenn du sie wieder öffnest, siehst du nacheinander in die Gesichter der anderen, die dich anlächeln. Versuche zu spüren, was dann mit dir geschieht. Wer weiß, vielleicht musst du ja selbst lächeln. Das musst du sogar mit ziemlicher Sicherheit, denn man kann gar nicht anders – es sei denn, man zwingt sich dazu. (Vielleicht helfen dir die Spiegelneuronen.)

Und jetzt passiert es! Wenn du lächelst, signalisiert das Lächeln deinem Gehirn, dass du dich sicher und zufrieden fühlst. Und wenn das Signal ankommt, fühlst du dich tatsächlich sicher und zufrieden.

Siehst du, deshalb ist es so gut,
dass Menschen lächeln können.

Jetzt ist der Nächste dran!

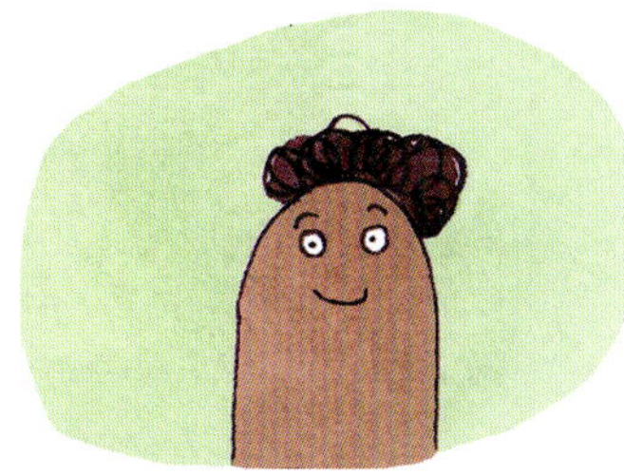

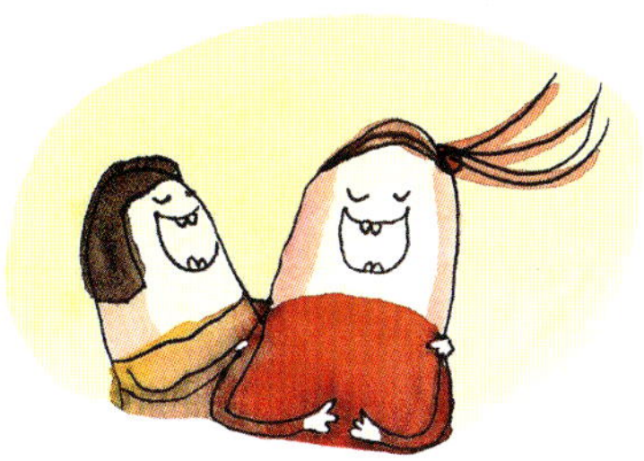

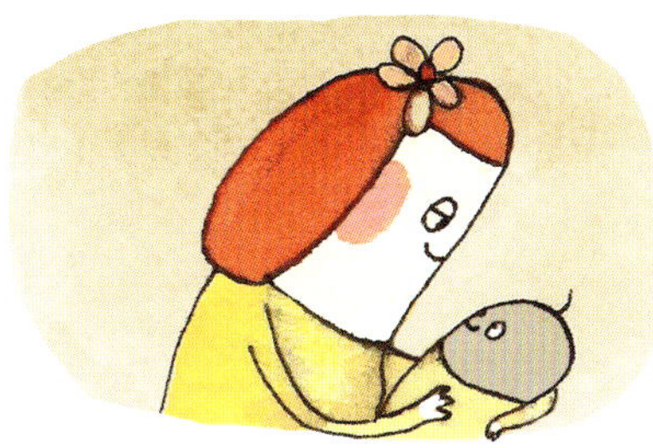

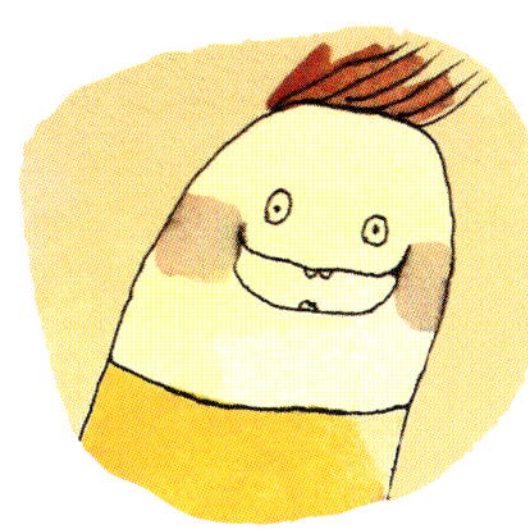

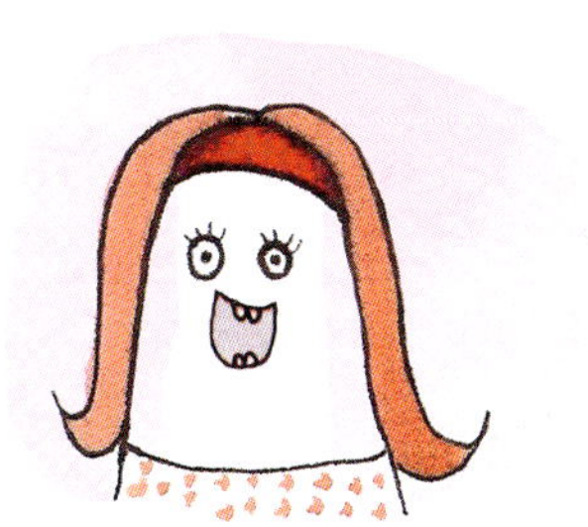

Nachwort

Noch vor wenigen Jahrzehnten bestand im Großen und Ganzen Einigkeit darin, dass man Kinder in so traurige Dinge wie Krankheit und Tod nicht hineinziehen sollte. Man dachte, man würde die Kinder schonen, indem man solche Themen einfach verschwieg.

Heute wissen wir, dass Kinder viel mehr spüren und wahrnehmen, als wir ahnen. Vor allem, wenn etwas nicht stimmt. Dann sind sie ebenso besorgt wie interessiert daran zu erfahren, was in ihrem persönlichen Umfeld eigentlich vor sich geht.

Seit dem Ende der 90er-Jahre habe ich mit vielen Familien gesprochen, in denen jemand an einer psychischen Krankheit litt. Dieses Buch ist die Summe meiner Erfahrungen, die ich auf diese Weise gesammelt habe.

Immer mehr Menschen sind von psychischen Leiden betroffen. Alle Kinder werden das irgendwann in ihrem persönlichen Umfeld erleben. Deshalb ist dies ein Thema, das auch in der Schule behandelt werden sollte.

Doch viele Lehrer und Pädagogen sind unsicher, wie sie es zur Sprache bringen sollen. Was auch daran liegen könnte, dass sie selbst in einer Zeit aufwuchsen, in der psychische Krankheiten tabu waren.

In Dänemark wird dieses Buch in Kürze als digitales Unterrichtsmaterial für die 1. bis 6. Klasse verwendet werden. Kurze Zeichentrickfilme, die Pia Olsens Figuren zum Leben erwecken, Videos, Lehrhinweise, Aufgaben für Kinder, bedruckte Karten, die Kinder zum Reden animieren, sowie ein breites Kursangebot sind Bestandteil des Projekts.

Ich hoffe, dass Buch und Projekt zu vielen anregenden Gesprächen zwischen Kindern und Erwachsenen führen werden:

- über Gedanken und Gefühle
- über psychische Leiden
- über Freude und Schmerz
- über gute zwischenmenschliche Beziehungen.

Karen Glistrup
Ry, 2014

Über die Autorin

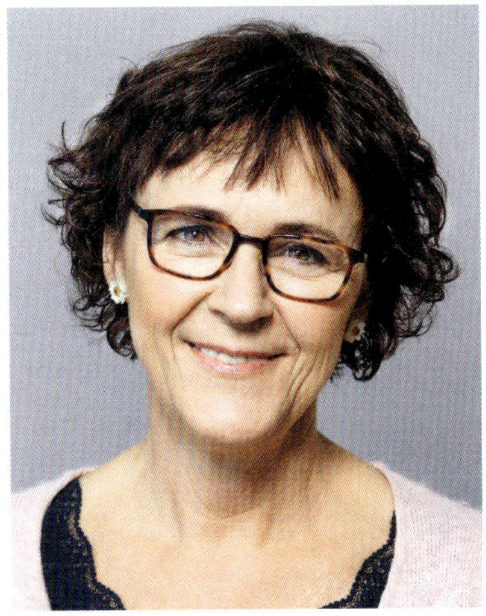

Karen Glistrup

ist Sozialarbeiterin und Paar- und Familientherapeutin. Sie arbeitet mit psychisch erkrankten Eltern und ihren Kindern und berät und supervidiert Fachleute zu diesem Thema. Sie lebt mit ihrer Familie in Ry, Dänemark.
www.karenglistrup.dk

»Kinder spüren eine Menge und suchen nach den Zusammenhängen. Wir können ihnen helfen, indem wir offen über die Realität reden, in der sie leben.«

Zu diesem Buch gibt es eine Website, auf der Sie mehr Informationen und weiteres Material, um mit Kindern ins Gespräch zu kommen, finden.
www.talk-about-it.eu

Die Originalausgabe erschien unter dem Titel:
»Snak om det ... med alle born«

MIX
Papier | Fördert
gute Waldnutzung
FSC® C010328

Penguin Random House Verlagsgruppe FSC® N001967

8. Auflage 2026

in der Penguin Random House Verlagsgruppe GmbH,
Neumarkter Straße 28, 81673 München
produktsicherheit@penguinrandomhouse.de
(Vorstehende Angaben sind zugleich
Pflichtinformationen nach GPSR.)

Umschlag: fuchs_design, München
Umschlagmotiv und Illustrationen: Pia Olsen, piaolsen.com, außer S. 58–59
Gedichte: Janne Jørgensen
Druck und Bindung: Alföldi Nyomda Zrt., Debrecen
Printed in Hungary
ISBN 978-3-466-31020-3

www.koesel.de